医師が実践！

モーツァルトで免疫力を鍛えるコツ

心と体にいいクラシック

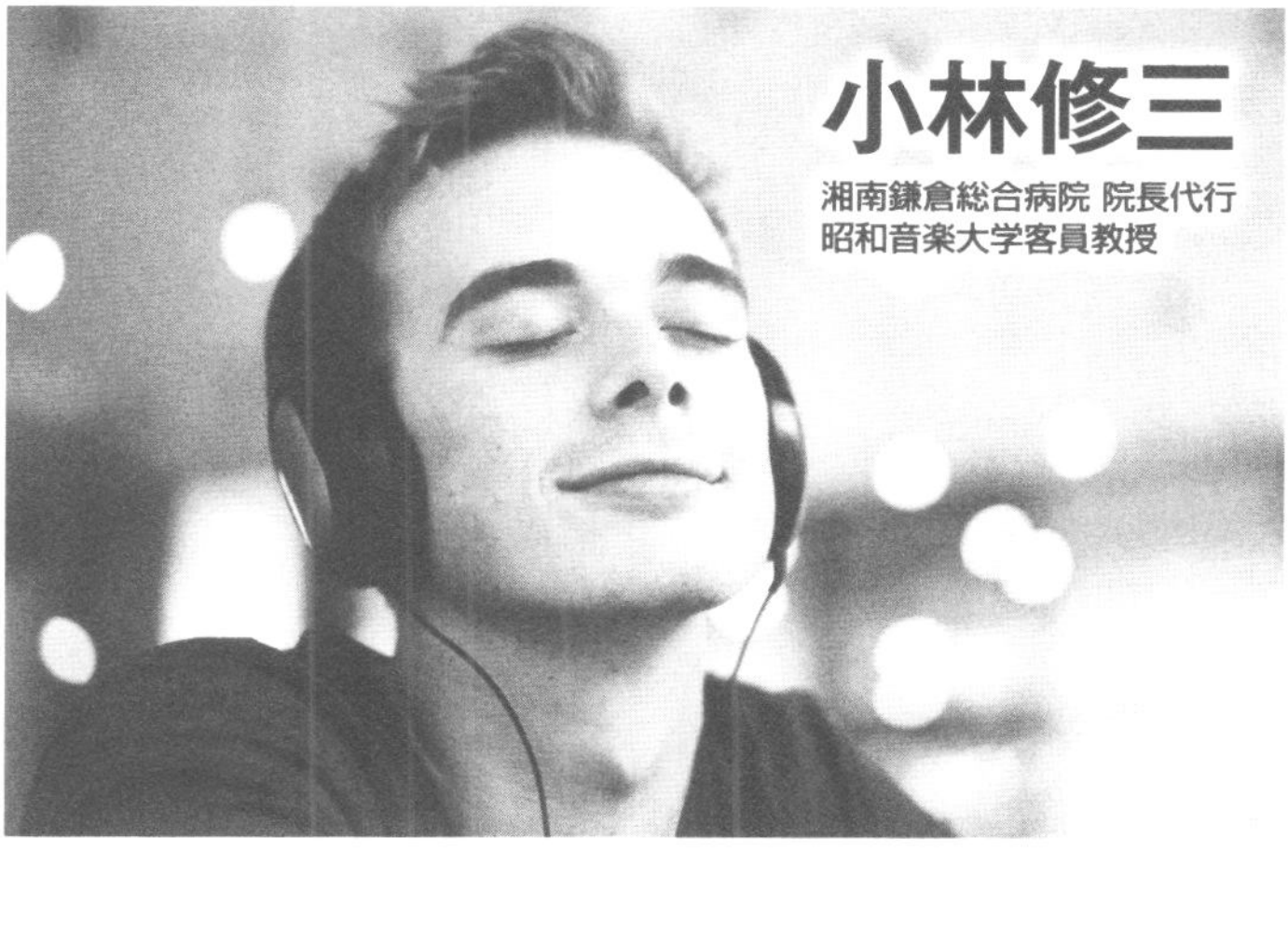

小林修三

湘南鎌倉総合病院 院長代行
昭和音楽大学客員教授

プロローグ——「モーツァルト効果」、知っていますか？

「モーツァルト効果」という言葉を耳にしたことはあるでしょうか。

この言葉が一般的に注目されるようになったのは、権威ある医学雑誌『Nature(365:611,1993)』に、ラウシャー博士の報告が掲載されたことがきっかけでした。大学生を対象にした研究で、モーツァルトの『2台のピアノのためのソナタ ニ長調K448』を聴かせたグループは、ヒーリング音楽を聴いたグループや無音状態のグループに比べて、有意にIQ増加効果を示した、と報告されたのです。

IQとは知能指数のことですから、モーツァルトを聴くと頭が良くなる、と注目されるようになりました。

残念ながら、その後、多くの論文を集めて全体として統計的に有意かどうかを検証する「メタアナリシス」という手法を用いたところ、IQ増加効果はせいぜい1・41ポイント程度で有意ではないと結論づけられましたが、モーツァルトの音楽を聴いても意味がないわけではありません。

むしろ、その後も音楽が及ぼす心身の健康については多くの検討が行われ、心身へのさまざまな良い効果が、動物や人を対象にした研究で報告されています。

たとえば、ニューヨーク科学アカデミーは、音楽を聴くことで脳卒中後のリハビリの効果が上がること、その際、ドーパミンなどが放出され、神経内分泌学的変化が生じることを報告しています。

米国医師会会報も、分娩《ぶんべん》時に音楽を聴いた産婦の半数は麻酔薬を必要としなかった、と1996年にテキサスで行われた音楽療法の研究報告会で発表されたことを伝えています。

ミシガン州立大学の研究者は、1993年に、音楽を15分聴くだけで血中のインターロイキン1（IL−1：免疫反応で重要な役割を果たすたんぱく質）の値が高くなった、と報告しています。

ある麻酔科医は、リラックスさせる音楽を聴いているとき、血中のストレスホルモンが低下すると述べています。

これらは、ほんの一例です。音楽が心身に及ぼす良い効果は、国内外の研究からまだまだたくさん報告されています。ざっとまとめると、次のとおりです。

【生理的な効果】
筋肉の弛緩《しかん》、肩こりの緩和
呼吸の改善
循環刺激、脈拍・血圧の低下
ストレスホルモンの減少
免疫力アップ
痛みの改善

【心理的な効果】
ストレス・不安・緊張の緩和、うつの改善
気分の安定、希望・生きるエネルギーの活性化

感情コントロールの増加
記憶量の増加と思考の安定
対人関係の改善
友好関係の構築と人への愛情の増大
心理的に前向きな捉え方
ＱＯＬ（生活の質）の改善
陽気な気分や笑いを増強し、広げる

これだけの効果が、ただ音楽を聴くだけで？

そう不思議に思うかもしれません。

でも、みなさんも経験があるのではないでしょうか。

心配事があり、そわそわしていたときに、ふと流れてきた音楽で少し心が落ち着いたこと。あるいは、虫歯や頭痛などで痛みにばかり気をとられていたときに、音楽を聴いたら気が紛れたことなど、きっと一度や二度はあるはずです。

父の死の床で聴いた一曲

私は、ベートーヴェンの『ヴァイオリン協奏曲 ニ長調Op61』を聴いているとき、第3楽章のファゴットが出てくるところにさしかかると、不思議な感覚に陥ります。

じつは、父親が亡くなるときに耳にしたのが、この曲でした。そのとき、私は医学部の4年生で、まだ医師になる前でした。

あの日、私は病院の父のベッドのそばで一晩付き添って寝ていました。そのときにFMラジオから流れてきたのがベートーヴェンのヴァイオリン協奏曲だったのです。初めて聴く曲で、当時は何という曲かも知りませんでしたが、なぜか第3楽章のこの転調の部分が頭に刻み込まれていたようです。

たった1回しか聴いていないのに、その数年後にラジオで耳にしたとき、「あ、あのときの曲だ!」とすぐにわかりました。音楽とともに、あの日の父のこと、自分の感情などが記憶の底からよみがえってくる感じがしました。

あとで詳しく述べますが、音楽は8番目の脳神経である聴神経(内耳《ないじ》神経)から脳へと伝わります（図1参照）。ベートーヴェンのヴァイオリン協奏曲を聴いて脳に伝わった刺激は、大脳辺縁系の一部である扁桃体《へんとうたい》、記憶を司る海馬を経て（46ページ、図3参照）、大脳皮質の聴覚野へと、一瞬で回路をかけ巡ったのではないでしょうか。おそらくそのときには、副交感神経を介して幸せホルモンが分泌され免疫細胞が活性化されていたでしょう。

音楽というのは、単なる空気の振動としての音を超えて、私たちの心身に直接的に、間接的に、さまざまに働きかけてくれます。

私は医師ですが、医師でもどうにもならないことがあります。そんなときに、流れる音楽が、人に勇気と希望、そして安らぎを与えてくれます。音楽で人を救える——私はそう信じています。

話が少し飛びますが、夏目漱石の「智《ち》に働けば角《かど》が立つ。情《じょう》に棹《さお》させば流される。……」で有名な『草枕』の、その後の一節にこうあります。

「芸術の士は人の世の中を長閑《のどか》にし、人の心を豊かにするが故《ゆえ》に尊《たつと》い」と。

100年以上前の明治時代でも、こうしたクラシック音楽などの芸術は大切なもの

図1　耳の構造と音(音楽)の伝導路

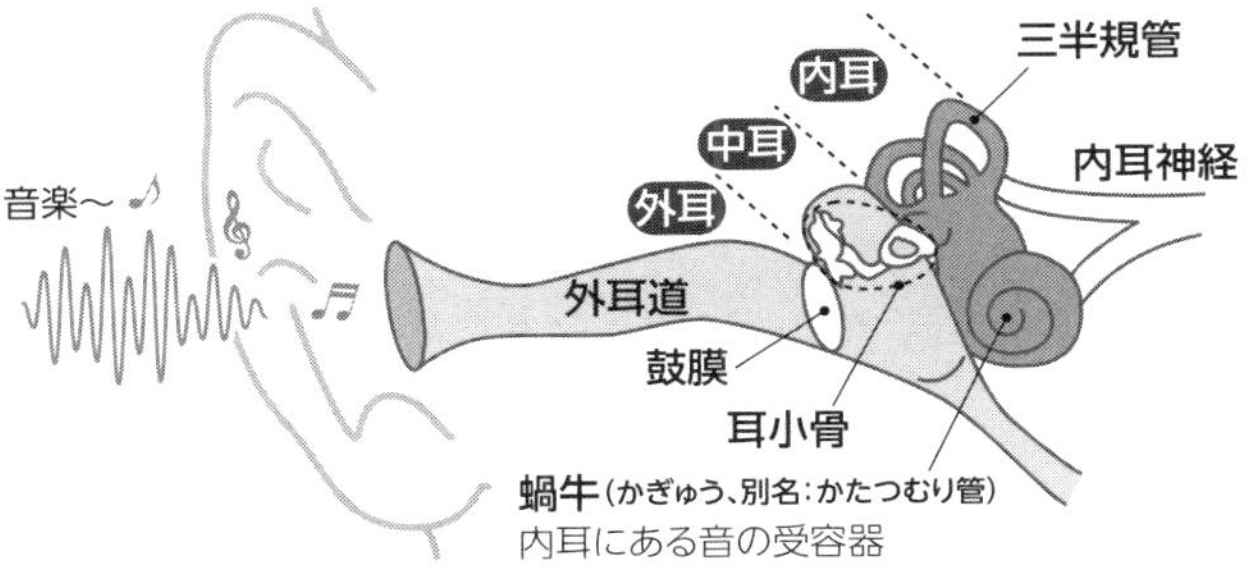
三半規管
内耳
中耳
外耳
内耳神経
音楽〜
外耳道
鼓膜
耳小骨
蝸牛(かぎゅう、別名:かたつむり管)
内耳にある音の受容器

音(音楽)は外耳道から入り、鼓膜をゆらす。この振動が中耳の小さな3つの骨である耳小骨(じしょうこつ)によって伝達される。内耳のなかの液体に振動が伝えられると、振動は蝸牛に達し、蝸牛にある音の受容器へと届く。

〔蝸牛内の音の受容器から大脳皮質への伝導路模式図〕

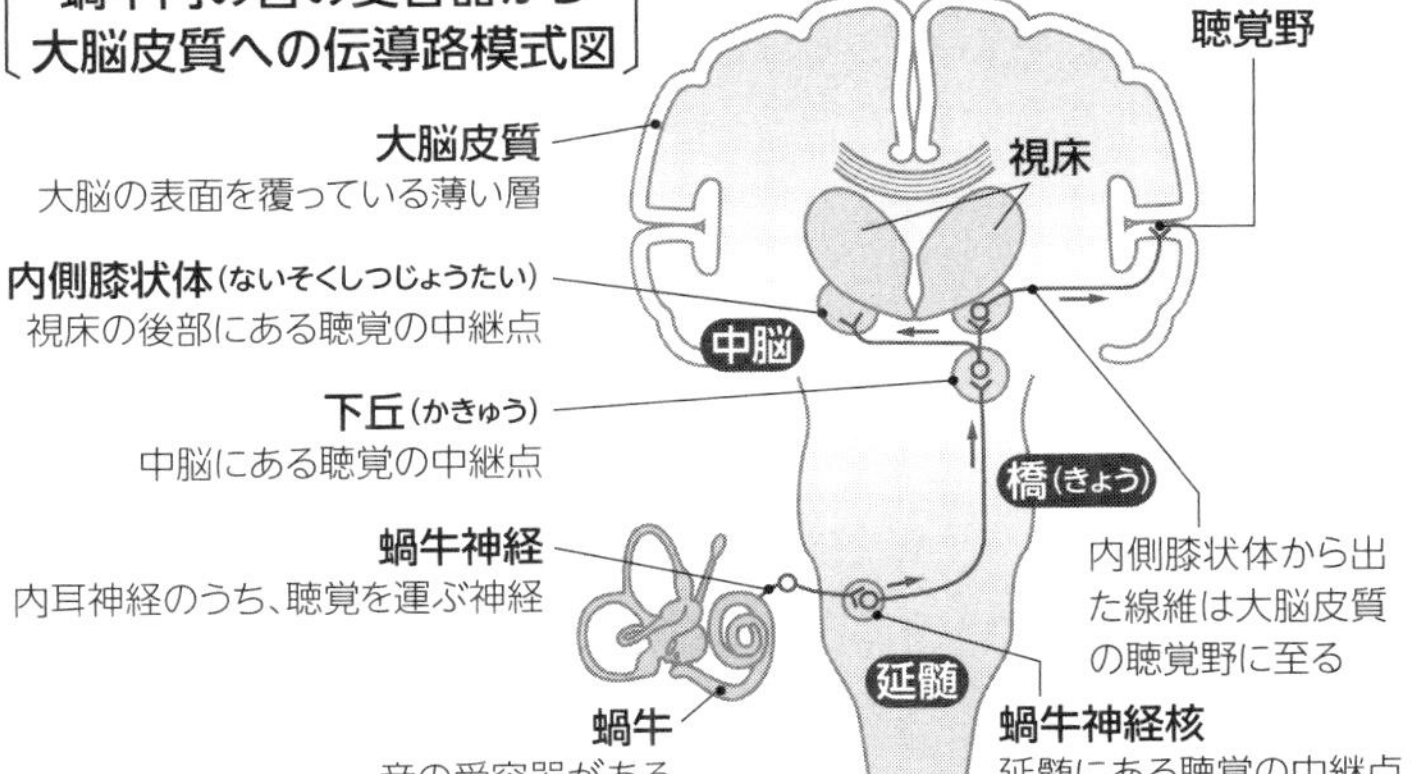
聴覚野
大脳皮質
大脳の表面を覆っている薄い層
視床
内側膝状体(ないそくしつじょうたい)
視床の後部にある聴覚の中継点
中脳
下丘(かきゅう)
中脳にある聴覚の中継点
橋(きょう)
蝸牛神経
内耳神経のうち、聴覚を運ぶ神経
内側膝状体から出た線維は大脳皮質の聴覚野に至る
延髄
蝸牛
音の受容器がある
蝸牛神経核
延髄にある聴覚の中継点

出典)『カラー図解 脳・神経のしくみ・はたらき事典』野上晴雄(西東社)、『脳 「かたち」と「はたらき」』C. Watson、M. Kirkcaldie、G. Paxinos著、徳野博信訳(共立出版)、『おもしろサイエンス 神経細胞の科学』倉橋 隆、竹内裕子(日刊工業新聞社)を参考に作成とされていました。
私たちは今、あらためてその意味を問い、じっくり芸術に向き合う必要があるのではないでしょうか。

この本ではみなさんに、クラシック音楽がどのように病気や体の不調に役立つのかを、医師として、また無類のクラシック音楽好きとして、精一杯語ってみたいと思います。

とはいえ、クラシック音楽は「体に良いから」「役に立つから」ではなく、楽しく興味をもって聴くことがいちばんです。もともとクラシック音楽がお好きな方は、どうぞそのまま楽しみながら聴いてください。これから聴いてみようという方は、ぜひ気軽に聴いてみてください。

たくさんの種類のクラシック音楽があります。「この作曲家がいちばん」「この作曲家は嫌いだ」などと言う人もいますが、同じ作曲家でもいい曲もあれば、とても聴き続けられない曲もあります。

ですから、作曲家にこだわることなく、いろいろな曲を聴いて、気に入ったものを聴けばいいと思います。そのうちに好みが出てくるでしょう。

ただ、この本では、モーツァルトを中心に語っています。それはなぜかといえば、とてもシンプルでメロディーがきれいなので、クラシック音楽を聴きなれない人でも聴きやすいからです。それでいて突然、精神世界に深く導かれるようなドラマティックな展開もあるので、興味は尽きません。やはりモーツァルトは天才です。

また、モーツァルトの音楽については、たくさんの医学論文があります。さらに、彼の死因は、以前に拙著（『ベートーヴェン・ブラームス・モーツァルト その音楽と病』医薬ジャーナル社）でも書いたのですが、私が専門とする腎臓病にあると考えられるのです。

本書では、モーツァルトを聴くことでいかに気分がよくなるか、そして、免疫細胞への影響も含め、生理学的にどのようによい変化をもたらすのか、お伝えしていきます。

そのためには、少し難しいかもしれませんが、脳の構造や免疫の仕組みなどについての話も避けては通れません。そのあたりは第2章で説明していますので、どうぞお付き合いください。

モーツァルトで免疫力を鍛えるコツ　目次

第1章 音楽は人を救う――4人の物語

第2章 クラシック音楽は、なぜ心と体に良いのか

第3章 なぜベートーヴェンではなく、モーツァルトなのか

第4章

「いつ」聴くか、「どう」聴くか

第5章 心と体のケアは「クラシック音楽」とともに——運動・快食・快眠・快便とマインドフルネス

第6章 音楽と人生——私たちはどう生きるのか

本書におけるモーツァルトの作品番号（K〈ケッヘル〉番号）は、「旧モーツァルト全集」での表記に基づくものである。なお、作品番号の表記K・Op等については、便宜上、省略語であることを示すピリオドは省いた。

編集協力　橋口佐紀子
装幀　本澤博子
図版作成　桜井勝志

第1章

音楽は人を救う——４人の物語

クラシック音楽がどう心身の不調に役立つのか――。まずは、実際の患者さんの例を紹介しましょう。

1人目はコロナ禍に妊娠・出産を経験した方、2人目はステージ4と診断されたがんの患者さん、3人目は忙しい日々のなかで不整脈を発症した企業戦士の方、4人目はあることをきっかけに引きこもりがちになった大学生です。この4人の方々がどのようにクラシック音楽に出合い、どのように変わっていったのか、見ていきましょう。

Case1　コロナ禍の妊娠・出産で不安に
――32歳・女性／妊娠8カ月～出産

この方は、32歳の妊婦さんでした。妊娠8カ月を迎えた頃、世の中は新型コロナウイルス感染症が流行し、テレビをつければ新型コロナの話題ばかり。彼女自身も、もし自分が感染したら生まれてくる赤ちゃんに影響はないのだろうか、家族が家にウイルスを持ち帰ってきたらどうしよう……などと、とても不安な日々を送っていました。

3月、4月と新型コロナの流行の波が高まるとともに、出産予定日も近づき、さらに不安と焦燥感に駆られ、夜もあまり眠れなくなっていきました。妊娠経過こそ順調に進んでいましたが、初めての妊娠・出産で、お産の際の陣痛も心配でした。

もうすぐ予定日という段階でも世の中は新型コロナ一色で、ネット情報を見ればさまざまな情報が溢れていて、見れば見るほどに不安が募ります。そんなときに、妊婦健診で通っていた産科病院のカウンセラーからすすめられたのが、音楽を聴くことで不安が和らぎ心が落ち着くという音楽療法でした。

「部屋を暗くして、ヘッドホンをつけて目を閉じて」などと指導されましたが、まずは、夜、ベッドで横になりながらYouTubeでモーツァルトを検索してみたそうです。どれを聴いたらいいのかわからなかったので、「音楽療法」とのワード検索で上のほうに挙がってきた『ヴァイオリン協奏曲第3番 ト長調K216』や『フルートとハープのための協奏曲 ハ長調K299』を流しました。そうしたところ、気がついたときには聴きながら眠っていたそうです。

それからは夜、眠りにつく前に、静かな室内でも気にならない程度の音量でモーツアルトの音楽を流す。これが日課になったそうです。そうすると、悩みのひとつだった不眠はすぐに解消されました。

しかし、昼間に襲う憂鬱な気分や大きくなったお腹《なか》による倦怠感《けんたい》は、相変わらず彼女を悩ませていました。そこで、昼間は明るく華やかな印象だった弦楽四重奏曲やディヴェルティメント（暗さを避けた軽やかで楽しい曲風の器楽組曲。嬉遊曲《きゆうきょく》）をずっと流し続けていたそうです。彼女のお気に入りは、『ピアノ協奏曲第21番 ハ長調K４６７』の第2楽章と『ディヴェルティメント第10番 へ長調K２４７』でした。どこか優雅で自然で気品の漂う音楽は、ついあれこれと考えてしまう頭を休ませ、うとうとしたあとにはすっきりとした目覚めを導いてくれました。

また、この頃、彼女は「不思議と速度感覚が麻痺《まひ》していた」と言います。車に乗せてもらったときには、自動料金ゲートを通るときに、実際は時速20キロメートル以下だったにもかかわらず、バーに追突しそうな勢いに感じて怖かったそうです。どうやら速度感覚が変わっていたようで、音楽を聴いていても、1分間60拍程度のアダージョ（ゆっくりと）の速度なのに、アンダンテ（歩くような速さで）やアレグロ（速く）のように感じていました。

『ピアノ協奏曲第21番』の第2楽章は、ご存じの方もいるかもしれませんが、スウェーデン映画の名作『みじかくも美しく燃え』で使われていた曲です。モーツァルトの作曲した緩除《かんじょ》楽章（スローテンポの楽章のこと）のなかでも、とくに抒情《じょじょう》的な美しさにあふれたもののひとつです。

当時の彼女にとっては、そのゆったりとしたメロディーが心地よく、不安な心に寄り添ってくれたのだと思います。その後、モーツァルトの音楽の、単純でいて心を動かす瞬間に魅力を感じ、ピアノソナタや協奏曲、クラリネットやフルート、そしてホルンやオーボエ、ファゴットといった木管五重奏曲にも、すっかりはまっていきました。

生まれてきた赤ちゃんへの効果も

こうして、不眠から解き放たれ、昼間の情緒不安定も次第に落ち着いてきたそうです。そして、分娩の際には医療スタッフに頼んで好きなクラシック音楽を流してもらいながら、無事に出産をしたと聞きました。

プロローグでも紹介したように、米国の音楽療法の研究報告によると、分娩時に音楽を聴いた産婦の半数が麻酔薬を必要としなかった、といいます。その理由については後ほど改めて説明しますが、音楽の刺激が、脳内ホルモンのひとつである「エンドルフィン」の放出を増やすことで投薬の必要性が減ると考えられています。

さらに驚いたことに、生まれてきた赤ちゃんも、彼女が妊娠中に聴いていた曲を流すとミルクの飲みが良くなったり、泣き止んだりしたそうです。生まれて間もない赤ちゃんにも、妊娠中に聴いていたモーツァルトの音楽はいい影響をもたらしてくれたのではないか、と驚いていました。

胎児は、お母さんのお腹の中にいる妊娠7〜8カ月には聴力も発達していて、とくに低周波の音によく反応することが知られています。ちょうど耳を塞いで声を出すときに聞こえる、いわゆる骨伝導の音が聞こえてくるように、子宮内でそれらの音に反応しているようです。

そういう意味では、音楽の胎教は、とくに妊娠後半に行うのが良いのではないでしょうか。

Case2 「がん」の診断後、出合ったクラシック音楽
——60代後半・女性／胆のうがん末期（ステージ4）

2人目は60代後半で、胆のうがんの末期と診断された女性の話です。がんが見つかったとき、すでに肝臓やリンパ節にも転移していて、ステージ4と診断されました。でも、まだ元気に歩くことができ、「美味《おい》しいものを食べたい」という前向きな気持ちもしっかり残っていました。

血液検査の数値も安定していて、はた目には、がんの末期とは到底思えない状態です。主治医から何度も抗がん剤治療をすすめられていましたが、身内に抗がん剤治療を受けた方がいて、壮絶な闘いを近くで見ていたため、どうしても抗がん剤治療を受ける気にはならなかったそうです。

とはいえ、2カ月、3カ月と時が経つにつれ、ときに背中の痛みが襲うようになりました。その方は一人暮らしでしたから、とくに夜など命が尽きることやその後のことを考えると、不安や恐怖、孤独感に苛《さいな》まれていました。

抗がん剤をすすめる医師とは治療方針が合わなかったので、別のクリニックの医師に主治医を変え、「亡くなるまで診てほしい」と頼んだそうです。新しい主治医からも、鎮痛剤と睡眠薬、消化剤以外にはとくに何の薬ももらいませんでした。

その新しい主治医からすすめられたのが、クラシック音楽を聴くという音楽療法だったのです。ただ、クラシック音楽には馴染《なじ》みがなかったので、「モーツァルトを聴くのなら、好きだったポップスのほうがいいな」と、最初はまったく期待もせず、頑《かたく》なに拒絶していました。

でも、「せっかくすすめてくれたのだから、ちょっと聴いてみよう」と、最初にモーツァルトの『フルートとハープのための協奏曲 ハ長調K299』や『クラリネット五重奏曲 イ長調K581』を聴いてみたところ、管楽器の音色はどこか懐かしくてあたたかく、想像以上に聴きやすくて、モーツァルトやクラシック音楽に対して抱いていた堅苦しいイメージがすっかり変わったそうです。これが、この方にとって、クラシック音楽への入り口になりました。

自分でもいろいろな曲を探して聴いてみるようになり、悲しいときにはあえて哀《かな》しい曲がいいように思い、寂しい夜には意図して短調の曲を選んでいたそうです。

これは、結論からいうと正解でした。「同質の原理」といい、悲しいときに元気を出そうと無理やり明るい長調の曲を選ぶよりも、自分の感情を表してくれるような短調の曲を聴くほうが理論上も良いといわれています。この方は、そのときの自分の感情に寄り添ってくれるような曲を自然に選んでいたのです。

夜になると、『ヴァイオリンソナタ第28番　ホ短調K３０４』や『ピアノ協奏曲第20番　ニ短調K４６６』あるいは『ピアノ協奏曲第24番　ハ短調K４９１』をベッドで横になりながら聴いていました。途中で涙がとめどなく流れ、シーツをかぶって声を出して泣くこともありました。

けれども、不思議なことに第３楽章になり曲が終わりに近づくにつれて涙は止まり、一曲聴き終わった頃には何事もなかったかのようにすっきりした気分となり、そのまま気持ちよく眠ってしまう毎日でした。

そして、朝起きるとカーテンをしっかり開けて、眩《まぶ》しいくらいの光を浴びながら起きるようにしていました。さらに、朝の支度中には、モーツァルトの『ディヴェルティメント　ニ長調K１３６』や『同　ヘ長調K１３８』など、あるいは清々《すがすが》しい『ピアノソナタ第10番　ハ長調K３３０』や『ヴァイオリン協奏曲第３番　ト長調K２１６』

『同第5番　イ長調K219』などを聴いて、活動のスイッチを入れるようにしていました。『ピアノソナタ第5番　ト長調K283』なども上品で明るく、前に向かって歩く推進力を与えてくれ、「今日もがんばろう」という気持ちになれた、とおっしゃっていました。

栄養状態が回復し、免疫力も高まった

この方は、残念ながら最終的には亡くなられましたが、診断時に医師からは余命6カ月と告げられていたにもかかわらず、それを大幅に超えて、20カ月生きました。しかも、ただ長く生きたのではなく、クラシック音楽を通じて出会った友人との語らいや新たな音楽を知ることを楽しみ、残された生を精一杯楽しんでいらっしゃったと聞きます。

それは、末期のがんでありながらも、心身の状態が安定していたことが大きかったのでしょう。鎮痛剤も不要となり、朝起きたときには心身が回復していて、温かいミルクティーに卵焼き、手作りのジャムをたっぷりと塗ったトーストとソーセージという朝食をしっかり摂れていたそうです。

ご家族の同意を得て、血液データの推移を見せていただいたところ、音楽を聴きはじめる前と後では栄養状態の指標である「血中アルブミン」が2・5g／dLから3・2g／dLへと回復し、炎症反応を示す「CRP」という指標も1・8から一時は2・2にまで上がっていたものが1・5に落ち着いていました。

また、免疫力にかかわる「リンパ球数」も、1400から1800に増えていました。残念ながらリンパ球のなかのT細胞やB細胞あるいはNK細胞（ナチュラルキラー細胞）の数やインターロイキンなど、保険適応外の検査はされていませんでしたが、クラシック音楽を聴いて過ごした日々が免疫にも効果があったことは、数字にもはっきり表れています。

もちろん、聴いた音楽、モーツァルトの曲そのものが効果を発揮したかどうかはわかりません。しかし、音楽を聴くことで気分が良くなったことは事実です。

不安な心も、音楽を聴くと落ち着きます。寄せては返す波のように、ふとしたときに不安が襲ってきて落ち込むこともあったとは思いますが、少なくとも音楽を聴くと、その瞬間はすべてを忘れることができたと聞きました。

食事をしっかり摂れるようになると、友人とも会って話したい気分になり、外出して体を動かすようになりました。体を動かせばお腹も空きます。家に友人を招く機会も増え、友人が遊びに来たときには『弦楽四重奏曲第17番 変ロ長調K458「狩り」』やピアノソナタ、フルート四重奏曲などを聴いていたそうです。

栄養状態が改善したことで筋肉がつき、生活範囲が広がり、そうすると意欲が湧き、さらに食欲も湧く……と、ひとつの歯車が良い方向に動き出したことで、すべてがどんどん良い方向へと回りはじめたのです。

新しい音楽を知ることが生きる希望に

こうして、彼女はどんどん新しい曲を求めていきました。新しい曲に出合う楽しみが生まれ、さらに、クラシック音楽が好きな新しい友人ともネットを介して知り合い、その友人のおかげでモーツァルト以外の作曲家の音楽も知り、さらに新たな曲との出合いが広がりました。ドビュッシーの『ベルガマスク組曲』に入っている「月の光」やベートーヴェンの曲も、「聴くと自分の運命をしっかり受け止められるから」と、好んで聴いていたそうです。

彼女が最期に聴いていたのは、ブラームスの『6つの小品Op118－2』の「インテルメッツォ（間奏曲）」でした。

親戚の方には、「自分があの世に召されたときにはこの曲をかけてほしい」と、ある曲を指定していたそうです。それほど、余命を告げられてからの1年半あまりでたくさんのクラシック音楽を聴き、勇気づけられたのです。時間が許される限り、できるだけ多くのクラシック音楽を知るという目標ができ、生きる希望につながった、とおっしゃっていました。

ちなみに、そんな彼女が最後にかけてほしいと頼んだ曲は、モーツァルトの『ミサ曲 ハ長調K317』と『クラリネット五重奏曲 イ長調K581』だったそうです。

Case3 仕事漬けの毎日で不整脈に
――30代半ば・男性／一流企業のビジネスパーソン

3人目の彼は30代半ばで、世間からは「一流」といわれるような企業にお勤めの方でした。同期のなかでも優秀な人材として、まわりから期待されていたそうです。部下の面倒見も良く、一つひとつをきちんと片づけていかなければ気が済まないタイプでした。独身だった彼は、そろそろ家庭を持つべきだと考えつつも、特定の女性とは縁がなく、仕事一筋の日々を過ごしていました。

そうして仕事に邁進《まいしん》していたところ、上司から大きな契約を任されて夜の宴席も多くなり、睡眠時間は減っていきました。また、食事の不摂生や不規則な生活が重なり、体重は2年前に比べて10キロ近く増えてしまったそうです。

会社の健診では、糖尿病の疑い、高血圧、高脂血症を指摘され、生活習慣を見直すことと医療機関で治療を受けることを指示されたものの、「契約まであともうひとがんばりだ」との思いから、それまでの生活を変えられず、医療機関も受診できないままでいました。

そんなある日、朝目覚めたら、胸痛があり、起き上がることさえできませんでした。10分近くそのまま横になっていて、痛みが治まった頃、ようやく起き上がって仕事に出たそうです。

「さすがに今回はまずい」と、医療機関を受診したところ、「頻脈性の不整脈」が疑われ、24時間の携帯型ホルター心電計で測定した結果、「発作性心房細動」と診断されました。血圧も上が200㎜Hg、下が98㎜Hgと高く、総コレステロール値も280、尿酸の値も9・0と、どちらも基準値を上回っていました。

虚血性心疾患の検査も受けましたが、幸いにも大きな問題は見られなかったので、手術あるいはカテーテル治療などの侵襲《しんしゅう》的な治療は免れ、薬物療法を受けることになりました。そのおかげで尿酸値やコレステロール値は正常域に入り、不整脈もなんとか薬で抑えられていて、職場にも完全復帰しました。ただ、任されていた契約寸前の重要な案件からは外され、すぐ下の部下が首尾よくまとめていたそうです。

彼は、「自分に任された案件なのだから、最後までやり遂げたい」という責任感から、担当に戻してもらうよう上司に訴えましたが、残念ながら聞き入れてもらえず、本社から支店へと異動を命じられました。すると、また不整脈が出るようになったのです。

音楽を聴きはじめたら脈拍、血圧が下がった

新しい赴任先で近くのクリニックを受診したところ、そこで音楽療法をすすめられました。

そして、すすめられたとおり、まずは朝起きたときに歯を磨きながら10分間、仕事から帰宅して寝る前に10分間ほど音楽を聴くことからはじめたそうです。通勤の車の中でも聴き、休みの日には、ヘッドホンで耳を覆い、照明を落とした部屋の中でゆったりしたチェアに座り、好きなウイスキーを1杯だけ飲みながら聴いていました。

ある日、モーツァルトの弦楽四重奏曲で、通称「ハイドン・セット」といわれる6曲を、第14番 ト長調「春」から15番、16番……と順に聴いていたそうです。当時のことを振り返り、名前のとおり、「新しい春が来たように心が穏やかになった」と、話していました。

彼の不整脈は頻脈性で、不整脈のないときでも80拍／分前後で、ふだんからなぜだか落ち着かないような感じだったそうですが、習慣的に音楽を聴くようになってから2～3週間が経ち、ふと気づいたときには、脈は速くてもせいぜい70拍／分程度になり、明らかに脈拍が下がっていたのです。血圧も、降圧薬を飲んでいても150程度で「高め安定」といわれていた数値が、ようやく140を切るようになりました。

モーツァルト効果でいちばん多く報告されているのが、自律神経が交感神経優位から副交感神経優位へと変わり、脈拍が下がり血圧が下がるということです（詳しくは第2章で説明します）。彼の場合には、見事にこれらの効果が発揮されました。

脈拍や血圧が落ち着くと、気分も安定し、仕事にも毎日しっかり通えるようになり、彼の本領が再び発揮されはじめました。異動先の新たな上司からも期待されるようになったといいます。

ただ、そうはいっても、夜一人になると、本社で味わった忸怩《じくじ》たる思いが蘇ります。こうしたときにも、彼はクラシック音楽を聴きました。

モーツァルトのレクイエムや、ピアノ協奏曲の『第20番　ニ短調K466』『第23番イ長調K488』、シューベルトの『ピアノソナタ第20番　イ長調D959』の第2楽章などを聴いていたといいます。とくにモーツァルトの『ピアノソナタ第8番　イ短調K310』は大好きになった、とおっしゃっていました。

この曲は、モーツァルトのピアノソナタのなかでは珍しい、短調の曲です。第1楽章から第2楽章、そして第3楽章まで続けて聴いていると、「あれは自分の運命だった」と思えてくるとともに、明日への活力をもらえ、さっぱりしたそうです。

そのうちに、モーツァルト以外の作曲家の曲も聴きはじめ、ショパンのピアノ曲、

『ノクターン（夜想曲）第20番 嬰ハ短調「遺作」』や『ピアノ協奏曲第1番 ホ短調Op11』、それにブラームスの『クラリネット五重奏曲 ロ短調Op115』、さらにはベートーヴェンのピアノソナタなどを、次々と聴いていたようです。

辛《つら》いときだからこそ、「同質の原理」で、自《おの》ずと短調の曲を求めたのでしょう。自分の気持ちを代弁してくれるような音楽を聴くことで、自分の運命を受け止め、前に進んでいくことができたのだと思います。

Case4 失恋から引きこもりがちに……救ってくれたのは

——20代・女性／引きこもり・扁桃腺摘出手術後の痛み

4人目は、もともとクラシック音楽が好きだった女性の話です。モーツァルトだけではなく、多くのクラシック音楽を聴いていました。彼女が最初にクラシック音楽が好きになったのは、大学生になった頃です。高校時代の憧れの先輩と同じ大学をめざして受験勉強をがんばり、めでたく入学。ところが、入学してみると先輩にはすでに彼女がいました。

先輩とは受験の半年前に会い、「合格するまで会わないようにしよう」と約束していたそうです。「受験がんばってね」と言われて別れたのが最後だったので、彼女のほうは、先輩と再会することを目標に受験勉強をがんばっていました。

合格の知らせがきたときには目的を果たした喜びで幸せいっぱいでした。しかし、入学して間もなく彼に連絡したところ、「おめでとう。でも、じつは彼女ができたからもう会えないんだ」と言われ、すぐに電話を切られてしまったそうです。どうしてもあきらめきれず、何度も連絡するうちに、とうとう電話番号まで変えられてしまいました。

そのショックで、彼女はせっかく入学した大学にも行く気になれず、自宅に引きこもってしまいます。そのときにたまたま聴いたのが、モーツァルトの『ピアノ協奏曲第23番 イ長調K488』でした。とくに第2楽章は、「こんなにも哀しいのか」と思うほど物悲しいピアノの演奏ではじまり、やがてクラリネットやファゴットなどの弦楽合奏が入ってくると、その哀しみや切なさが胸いっぱいに広がります。さらに、『ピアノ協奏曲第20番 ニ短調K466』の第2楽章を聴くと、なぜかほっとして、「あなたにとって本当の春がすぐに来るよ」と、慰められているように感じたそうです。

こうして、彼女はモーツァルトに出合いました。

彼女は、数多《あまた》あるクラシック音楽のなかから、こうした一曲一曲を知ることが、まるで新たな出合いに思えたそうです。一人で自宅にいても少しも寂しくなく、誰かが自分に寄り添ってくれているように感じて、大きな幸せと勇気をもらったといいます。

こうしたクラシック音楽との出合いに包まれることで、彼女は悲しみから抜け出し、完全に立ち直りました。

この頃には、ベートーヴェンのピアノソナタもよく聴いたそうです。『第31番 変イ長調Op１１０』や『第32番 ハ短調Op１１１』など、ベートーヴェンの晩年のピアノ作品を聴いていると、「くよくよしていてもどうにもならないよ」と、背中を優しく押してくれているような感じがした、といいます。

このように、辛いときには辛い気持ちを認め、そして、そこからの再生に向けて、希望と勇気に満ち溢れた気分を音楽がつくってくれたようです。

手術後の痛みもクラシック音楽が癒やしてくれた

そうして、数年が過ぎた頃、今度は繰り返す扁桃腺炎《へんとうせんえん》のために扁桃腺を摘出する手術を受けることになりました。最初は、「たいしたことではないだろう」と軽く考えていたものの、いざ手術を受けて術後に麻酔が切れてくると、徐々に痛みが強くなってきたそうです。おまけに、点滴で身動きも取れません。

痛み止めも十分には効かず、看護師さんからは「ある程度がまんしてください」と言われ、辛いまま、痛みに耐えていました。そのとき、心配したお母様が、自宅からCDを何枚か持ってきて枕元で流してくれたのです。

バルバストルの『ロマンス』をよく流していたそうです。そのほか、シルビウス・ワイスの『シャコンヌ ト短調』や、ダウランドの『涙のパヴァーヌ』などのリュート（弦楽器のひとつ）の曲、サティの3つの『ジムノペディ』なども、痛みで悶《もだ》える状態にはまるで関心がないかのようにゆったりと流れ、聴いていると、すーっと痛みが沈静化していった、といいます。

彼女は、クラシック音楽を聴きながら過ごすことで、なんとか術後の数日を乗り越えました。母親が持ってきてくれた女性ポップスシンガーの曲も聴いてみたものの、所々ですが、歌詞にどうしても反応してしまい、かえってイライラすることがあったようです。

痛みに対するクラシック音楽の効果については、多くの論文が出されており、自律神経のバランスやホルモン分泌などの変化が痛みを和らげる効果をもつことが知られています。

また、痛みだけではなく、彼女は食欲への影響も実感したそうです。もちろん、扁桃腺を摘出したのですから、1週間ほどは食事が喉を通らなかったのはいうまでもありませんが、その後の回復期にも、将来のことを考えると、どうしても憂鬱になり、食欲が落ちていました。

こうしたときに、彼女はモーツァルトのCDを流し続けました。ヴァイオリンソナタやピアノソナタ、弦楽四重奏曲など、まさに手あたり次第に流していたといいます。モーツァルトの曲は、BGMとして流していても、はたと息をのむ瞬間や、何とも美しく、またかくも哀しくもあるのかと思える瞬間が出てきます。そうした一瞬があると、手を休めて聴き入ったそうです。

そうして聴いているうちに心地よい眠りにも誘われ、少し眠って目が覚めると、なぜかお腹が空いていて、それまでは手をつけようとも思えなかった好きなパスタやスイーツに手が伸びたそうです。

彼女にとって、クラシック音楽は、失恋で孤独を感じていたときにも、手術で痛みに耐えていたときにも、寄り添い、活力を与えてくれるものだったのです。

ここまで4人の方の物語をご紹介しました。クラシック音楽を聴くようになってから、不安や不眠の改善、食欲の回復、痛みの緩和、脈拍や血圧の安定など、さまざまな効果がみられたことがわかります。

それでは、そうした効果はなぜ表れるのか、その理由を次の章で説明しましょう。

第2章

クラシック音楽は、なぜ心と体に良いのか

健康な体づくりには「脳への刺激」が欠かせない

健康な体づくりに大切なことは何でしょうか?

それは、脳がうまく刺激されることです。音の刺激も視覚の刺激も、匂いや肌感覚の刺激も脳への刺激となります。ざっくりといえば、耳・目・鼻・口（舌）・皮膚という感覚器官と、もうひとつは腸を刺激するということです（図2参照）。

これらは、脳と連動しています。

脳のなかでも大脳、とくに、好き・嫌いや安らぎ、恐怖といった情動をつくりだす「扁桃体」を中心とした「大脳辺縁系」（46ページ、図3参照）がうまく刺激されることが大切です。

大脳辺縁系が心地よく刺激されると、大きく2つの方向で体に良い変化が起こります。

ひとつは、大脳から10番目の脳神経である「迷走神経」を通って、全身の臓器にシ

図2　脳（大脳辺縁系）への5大刺激はこれだ!

1	音楽（モーツァルト）を聴く	耳
2	大きいもの、きれいなものを見る	目
3	嗅ぐ、飲む、食べる、歌う、話す	鼻・口（舌）
4	そよ風を感じる、抱き合う、さする	皮膚
5	美味しいものを食べる、お通じを整える	腸

グナルが伝わるということ。迷走神経は、次項で詳しく説明しますが、「自律神経」のうちリラックスモードのときに働く「副交感神経」の代表です。副交感神経である迷走神経が活発になることで、血管が広がり血圧が下がるなど、さまざまな生理学的な変化が起こり、心身のバランスを整えてくれるのです。

なお、迷走神経（副交感神経）からのシグナルは、みなさんが思ってもいないようなところへも伝わります。そのひとつが、免疫細胞です。免疫細胞との関係についても、あとで改めてお伝えしましょう。

もうひとつの体に良い変化は、ホルモン分泌の変化です。大脳辺縁系に心地よい刺

図3　大脳辺縁系（右脳断面）

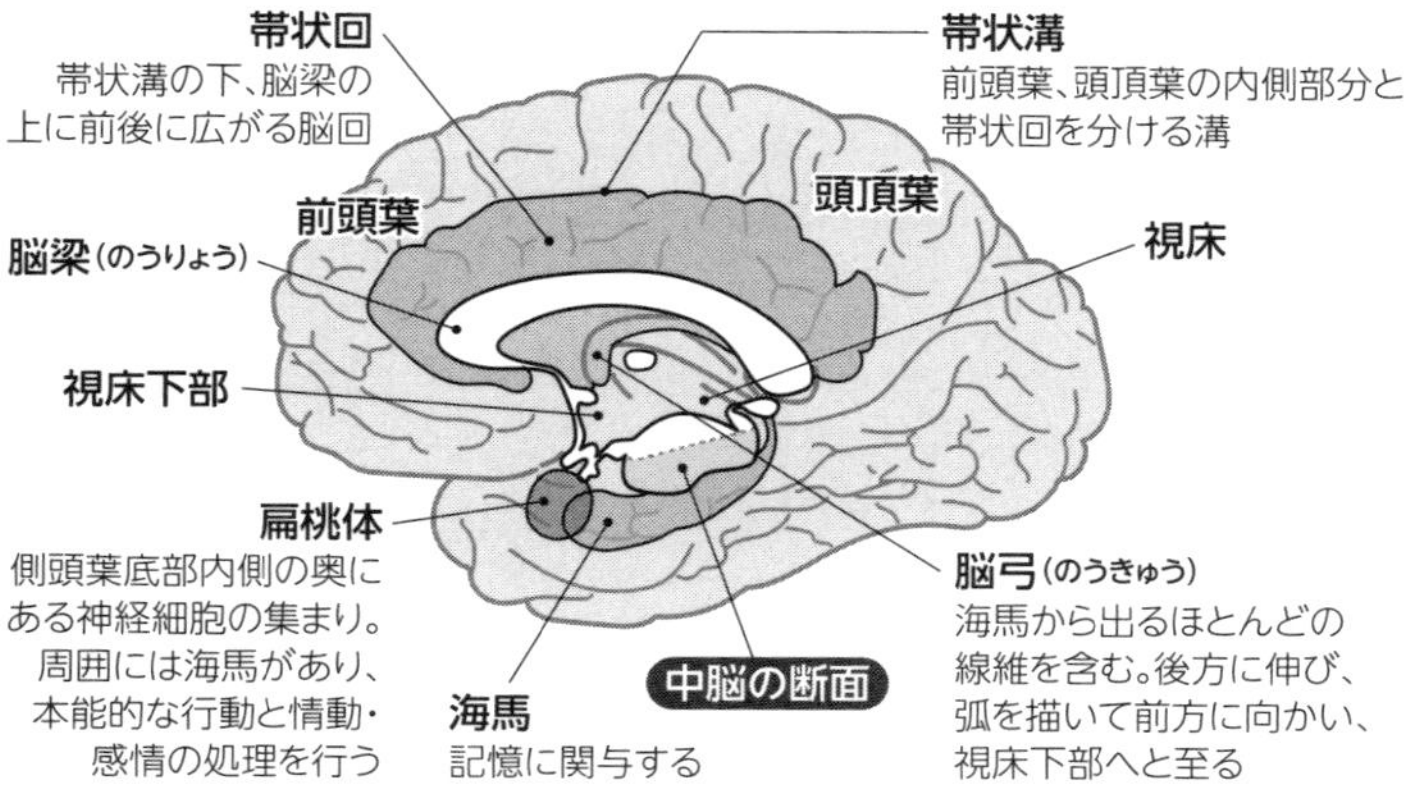
帯状回
帯状溝の下、脳梁の上に前後に広がる脳回
帯状溝
前頭葉、頭頂葉の内側部分と帯状回を分ける溝
前頭葉
頭頂葉
脳梁（のうりょう）
視床
視床下部
扁桃体
側頭葉底部内側の奥にある神経細胞の集まり。周囲には海馬があり、本能的な行動と情動・感情の処理を行う
脳弓（のうきゅう）
海馬から出るほとんどの線維を含む。後方に伸び、弧を描いて前方に向かい、視床下部へと至る
中脳の断面
海馬
記憶に関与する

大脳辺縁系：大脳の奥深い位置（辺縁）にあり、脳の表面には見ることができない。生命維持、本能的な行動、情動（感情の表出など）に関与している複数の器官の総称。古い皮質で構成される。

出典）『カラー図解 脳・神経のしくみ・はたらき事典』野上晴雄（西東社）を参考に作成

激が入ると、ストレスホルモンの分泌が抑えられて、ドーパミンやオキシトシン、セロトニン、β《ベータ》エンドルフィンといった、いわゆる幸せホルモンが分泌されるのです。

モーツァルトをはじめとしたクラシック音楽は、まさに大脳辺縁系への心地よい刺激になります。ですから、穏やかなクラシック音楽を聴くと、大脳辺縁系が心地よく刺激され、迷走神経が活性化して心身が整うとともに、幸せホルモンも分泌され、免疫力もアップするというわけです。

これが、この章のテーマである「クラシック音楽は、なぜ心と体に良いのか」に対する答えです。次項からは、自律神経や大脳辺縁系などとのかかわりについて、さらに深掘りしてお伝えしましょう。

自律神経の乱れは免疫力低下につながる

まずは自律神経について説明しましょう。

自律神経は、脳幹（大脳を支える幹にあたる部分）や脊髄（背骨の間の脊柱管内を走る中枢神経系）と内臓を結び、自分の意思ではコントロールすることのできない臓器の変化を司《つかさど》っています。

たとえば、心臓の鼓動を速めよう、もっとゆっくりにしようと意識しても、自分ではコントロールできません。でも、緊張する場面では自然に心臓のドキドキが増し、リラックスしているときには鼓動もゆったりとなります。それは、自律神経がコント

図4　脳底部と脳神経

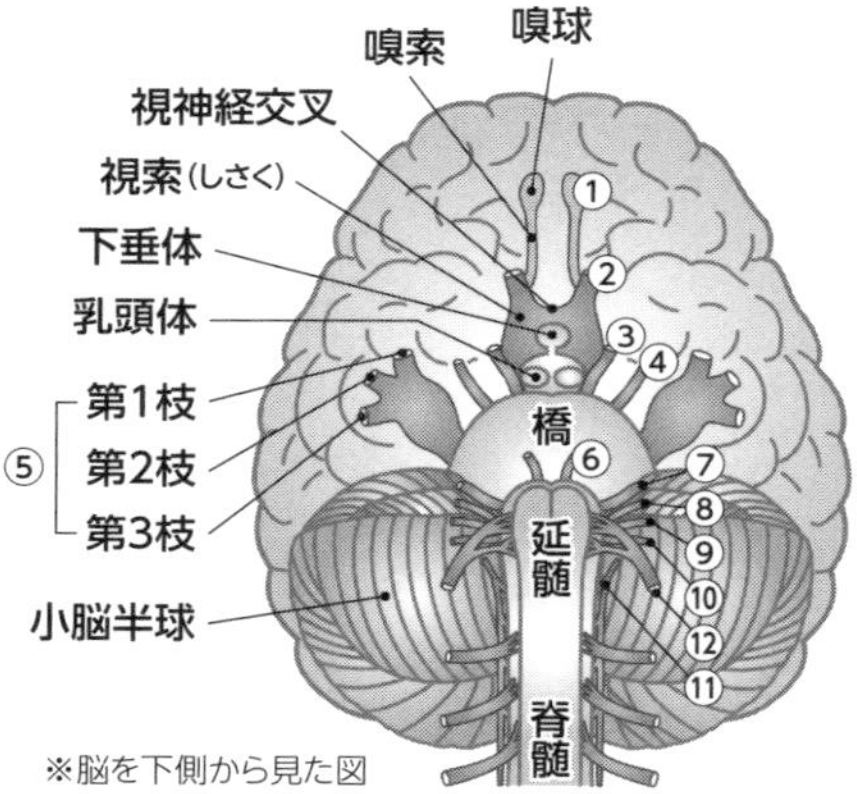

嗅球
嗅索
視神経交叉
視索(しさく)
下垂体
乳頭体
第1枝
⑤
第2枝
第3枝
小脳半球
橋
延髄
脊髄
①
②
③
④
⑥
⑦
⑧
⑨
⑩
⑫
⑪

③第3脳神経＝動眼神経
⑦第7脳神経＝顔面神経
⑨第9脳神経＝舌咽神経
⑩第10脳神経＝迷走神経

脳神経：脳から出る神経で、頭頸部の感覚（視覚、聴覚など）や筋（運動）を支配する。左右対称に12対（第1～第12脳神経）あり、第3、7、9、10脳神経は副交感神経線維を含む。交感神経線維は含まれない。

※脳を下側から見た図
※①～⑫は、12対の脳神経が出ている場所を示す。それぞれに番号と固有の名称がある

出典）『史上最強図解 これならわかる！ 解剖学』竹内修二（ナツメ社）、『カラー図解 脳・神経のしくみ・はたらき事典』野上晴雄（西東社）を参考に作成

ロールしているのです。

この自律神経には交感神経系と副交感神経系と呼ばれる2通りがあります。一般的に、交感神経は仕事モードに入るときや緊急事態・闘争モードのときに活発に働き、副交感神経は日常的な状態で正常な体の機能を維持し、とくにリラックスモードでよく働きます。

脳幹の中には1番から12番まで12本の脳神経がありますが、この中でも3番目（動眼神経）、7番目（顔面神経）、9番目（舌咽神経）、そして10番目（迷走神経）の

図5　交感神経と副交感神経の働き

交感神経【昼に優位】		臓　器		副交感神経【夜に優位】
心拍増加、筋力増大	➡	心　臓	⇦	心拍減少、筋力減弱
収　縮	➡	血　管	⇦	拡　張
散　大	➡	瞳　孔	⇦	縮　小
弛　緩	➡	毛様体筋	⇦	収　縮
分泌抑制	➡	涙　腺	⇦	分泌促進
分泌抑制	➡	唾液腺	⇦	分泌促進
分泌促進	➡	汗　腺	⇦	分泌抑制
運動抑制、分泌抑制	➡	胃腸管・消化管	⇦	運動促進、分泌促進
(胆汁の)分泌抑制	➡	胆　嚢	⇦	(胆汁の)分泌促進
弛　緩	➡	膀　胱	⇦	収　縮

出典)『看護のためのからだの正常・異常ガイドブック』山田幸宏監修(サイオ出版)を参考に作成

脳神経が副交感神経です（図4参照）。なかでも10番目の迷走神経はとくに重要な副交感神経で、体中を走っていて、肺や心臓、胃腸など多くの内臓の働きを整えています。

それぞれの臓器には、交感神経と副交感神経の両方から神経線維（情報を伝える突起）がきていて、お互いが反対方向に調整する役割を担っています（図5参照）。具体的には、副交感神経が刺激されると、アセチルコリンという神経伝達物質がよく働き、これによって心臓の収縮は弱くなり、脈拍が下がり、血管は広がり、涙や唾液はよく出るようになり、胃腸の運動は活発になります。

一方、交感神経が刺激されると、アドレナリンやノルアドレナリンが出て、心臓は活発に動いて心拍数が上がり、末端の血管は収縮して血圧が上がり、涙や唾液の分泌は減って喉が乾き、胃腸の動きは抑えられ尿量が減り便秘になります。同時に、脳も興奮します。

このように、自律神経は、交感神経系と副交感神経系という反対方向に調整する2種類の神経がうまくバランスを取りながら働くことで、全身の状態をコントロールしているのです。

私たちの体には「サーカディアンリズム（概日リズム）」といって日内変動があり、自律神経は、日中は交感神経が優位に、夕方以降は副交感神経が優位になります。

ところがストレスは、このリズムを狂わせ、2つの神経のバランスを崩し、交感神経が優勢になりっぱなしの状態をつくってしまいます。その結果、いつも落ち着かず、そわそわしていて、便秘傾向になり、唾液の量も少なく、消化も悪く、また歯も傷みやすくなってしまうのです。

唾液が減ることは、口の中の問題だけではありません。唾液が減れば、消化酵素が減るのはもちろん、唾液中に含まれる「ＩｇＡ抗体（主に粘膜で働く免疫物質）」も減るので、体をウイルスや細菌感染から守るバリアが弱くなってしまいます。

また、交感神経が優勢になると胃腸の動きは抑えられると書きましたが、腸内にもＩｇＡ抗体が多く存在するほか、腸の中には「腸内細菌」と呼ばれる無数の細菌がいます。腸の働きが鈍くなって腸内環境が悪化し、腸内細菌の種類がアンバランスになると、さまざまな病気を引き起こします。

逆に、自律神経のバランスが整い、しっかり唾液が出て、腸の働きも良くなれば、唾液中や腸内のＩｇＡ抗体も増えて、免疫力がアップするということです。

自律神経のバランスがいかに免疫力にかかわるか、わかっていただけたでしょうか。

理想をいえば、交感神経が優位になる日中にしっかり仕事や家事をして、副交感神経を優位にもっていきたい夕方以降はのんびりと過ごすのが、心身にとって良い一日の過ごし方です。でも、現代人はなかなかそうもいかないでしょう。

ですから、せめて夜は副交感神経を優位にもっていけるよう、クラシック音楽で自律神経のバランスを整えてほしいのです。

心地よい音楽は大脳辺縁系を刺激し、幸せホルモンを増やす

前述したように、音は耳から内耳に入り、脳神経の8番目の神経である「聴（内耳）神経」に伝わり、「脳幹」を通って、さらに大脳の中に入っていって、「視床」と呼ばれる部分に届きます。視床は、視覚、聴覚、体性感覚などの感覚（嗅覚以外の感覚）を中継する、とても重要な部分です。

音は視床の「内側膝状体」と呼ばれる部分を経由して大脳辺縁系に入り、そこでサンプリングされて、大脳皮質の「聴覚野」に送られます（7ページ、図1参照）。聴覚野には一次、二次、三次とあり、まず一次聴覚野が音に反応し、次に、その同心円状の外に向かって広がる二次聴覚野がハーモニー、リズム、メロディーのパターン処理を行い、最後に三次聴覚野で音楽全体の構成を判断し、ようやく私たちは音を音楽として感じられるようになります。

音は、おおまかにはこうした経路をたどって届けられる（「鑑賞」という認識を得る）のですが、この経路の途中にある大脳辺縁系の扁桃体にシグナルがいったときに、「心地よい」とか「なんだか気持ち悪い」などと、情動が動かされるわけです。

ちなみに、規則的な和音と不規則な和音（たとえば、和声理論でいう「ナポリの6度」。ナポリの6度とは、主音の短2度〈半音〉上の音を根音《こんおん》〈ルート音〉とする長三和音〈メジャーコード〉）を音楽家と音楽家ではない24名の被験者に聴かせたときに脳内のどこが活動するのかを、fＭＲＩ（脳の機能活動がどの部位で起きたかを画像化するもの）で調べた研究がありますので、ご紹介したいと思います。

人は心地よい和音と不愉快な和音をそれぞれ別々に「心地よい」あるいは「不愉快」と感じ取ることができますが、この研究ではfＭＲＩを使って、両者の和音展開において脳のどの部分が刺激を受けるかを調べました。結果は音楽家であろうと一般人であろうと、和音展開が不愉快な展開でも扁桃体が刺激を受けていたことが報告されています。（注1）

視床から直接扁桃体に入る経路が、進化の過程を経ても原始的な脳（大脳辺縁系）

の中に残されたのには理由があります。視床からいったん大脳皮質にいって感覚が認識され、その後、運動ニューロンの刺激を受けて行動を取ろうとすると時間がかかるため、生命維持に関するシグナルはまず扁桃体でキャッチできるようになっているのです。

感情、情動、恐れ、快感といった瞬間の刺激は、扁桃体で即座に感じてくれます。たとえば、攻撃されると怖くて逃げます。きれいなものや美しいもの、気持ちのいいものを見たり聴いたりすると、近づきたくなります。

和音は、こうした扁桃体を介した情動の変化に影響を与えるのです。

そして、その音楽の刺激が心地よいと感じられれば、視床やその周辺の大脳辺縁系、脳幹などが一体となって働き、ドーパミン、オキシトシン、セロトニン、βエンドルフィンといった幸せホルモンが分泌されます。だから、クラシック音楽を聴くと、こうした幸せホルモンが分泌されるのです。

ちなみに、第1章で紹介した妊婦さんのところでも触れましたが、お母さんのお腹の中にいる胎児も、7～8カ月になると耳も目もできてきているので、しっかり音を聴いています。また、脳は、大脳皮質までは発達していませんが、扁桃体はすでに働いています。よく「胎教」として、お腹の中の赤ちゃんに音楽を聴かせたり、読み聞かせをしたりしますよね。7〜8カ月の胎児はちゃんと聞こえていて（とくに低音を聴いているといわれています）、情動を司る扁桃体もできあがっているので、胎教はまさに効果的なのです。

私たちの頭の中はどうなっているのか

ここまで、大脳辺縁系や大脳皮質、扁桃体など聞きなれない言葉がいくつか出てきましたので、ここで少し脳の仕組みの話をしましょう。

脳を構成するものとしてみなさんが思い浮かべるのは、大脳、小脳、脳幹あたりでしょうか。小脳は、平衡感覚や協調運動（一つの動作に対して手足や目など複数の動きを一緒に行うこと）を制御していますが、ここではとくに大切な大脳と脳幹についてお伝えします（57ページ、図6参照）。

大脳は「終脳」と呼ばれることもあり、人類になって新たに発達した脳です。大脳の外表面を「大脳皮質」といいます。

大脳の中央の奥深い部分で、脳幹と大脳皮質の間をつなぐ部分は、大脳基底核と呼ばれています。また、大脳の深部、脳幹のすぐ上にあるのが「間脳」で、間脳は「視床」「視床下部」「視床上部」と分けて呼ばれることがあります。

視床は、体と脳をつなぐ働きをもっていて、バレーボールのセッターのような役割を担っています。体からボール（シグナル）を受け取って、それをどちらへ回すのか、まわりの状況を読みながら刺激を送っているところです。この視床は、間脳の中で5分の4を占めています。

先ほど、音の刺激は視床の内側膝状体というところを経由して大脳に伝わる、と説明しました。目から入った光の刺激の場合は、視床の外側にある外側膝状体《がいそくしつじょうたい》を経由して大脳に伝わります。つまり、音の刺激も光の刺激も、同じ視床で中継されて大脳に届きます（58ページ、図7参照）。

ですから、ビジュアルと音は交錯することがあるのです。

図6　脳の区分（下は断面）

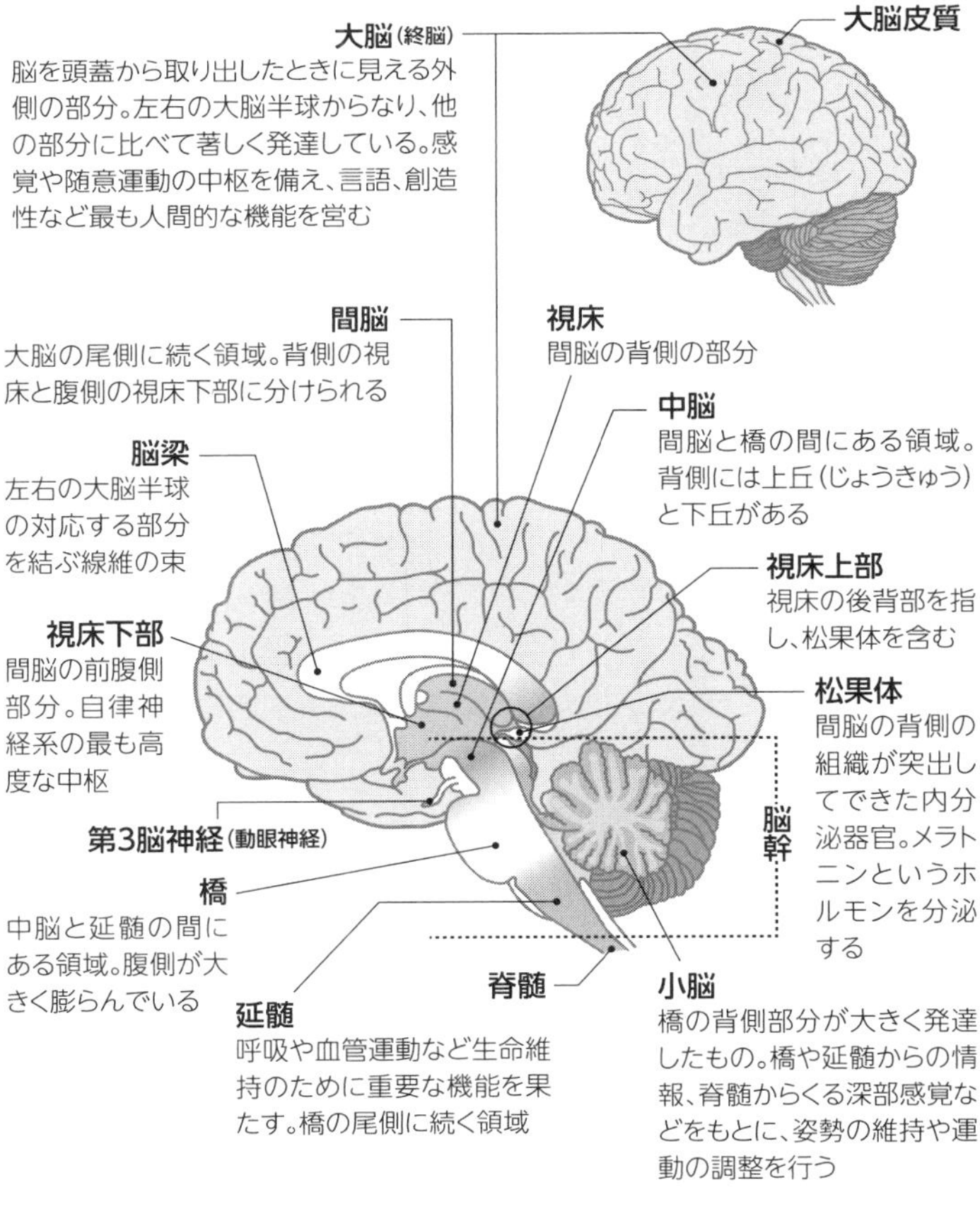
大脳皮質
大脳（終脳）
脳を頭蓋から取り出したときに見える外側の部分。左右の大脳半球からなり、他の部分に比べて著しく発達している。感覚や随意運動の中枢を備え、言語、創造性など最も人間的な機能を営む
間脳
大脳の尾側に続く領域。背側の視床と腹側の視床下部に分けられる
視床
間脳の背側の部分
中脳
間脳と橋の間にある領域。背側には上丘（じょうきゅう）と下丘がある
脳梁
左右の大脳半球の対応する部分を結ぶ線維の束
視床上部
視床の後背部を指し、松果体を含む
視床下部
間脳の前腹側部分。自律神経系の最も高度な中枢
松果体
間脳の背側の組織が突出してできた内分泌器官。メラトニンというホルモンを分泌する
脳幹
第3脳神経（動眼神経）
橋
中脳と延髄の間にある領域。腹側が大きく膨らんでいる
脊髄
小脳
橋の背側部分が大きく発達したもの。橋や延髄からの情報、脊髄からくる深部感覚などをもとに、姿勢の維持や運動の調整を行う
延髄
呼吸や血管運動など生命維持のために重要な機能を果たす。橋の尾側に続く領域

出典）『カラー図解 脳・神経のしくみ・はたらき事典』野上晴雄（西東社）を参考に作成

図7　脳幹（左外側面）

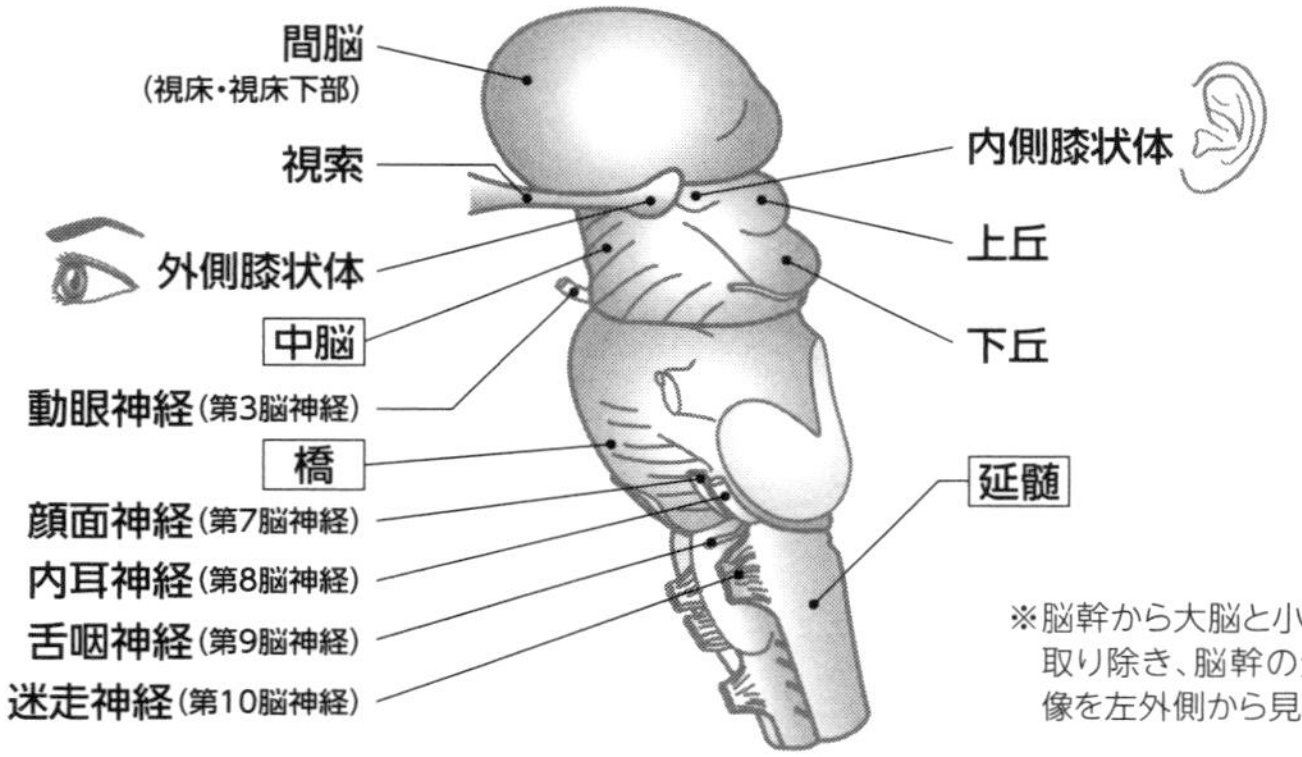
間脳
（視床・視床下部）
視索
外側膝状体
中脳
動眼神経（第3脳神経）
橋
顔面神経（第7脳神経）
内耳神経（第8脳神経）
舌咽神経（第9脳神経）
迷走神経（第10脳神経）
内側膝状体
上丘
下丘
延髄
※脳幹から大脳と小脳を
取り除き、脳幹の全体
像を左外側から見た図

【音の中継】
内側膝状体：視床後部の外側膝状体の内側に位置する隆起。中脳の下丘から届く聴覚線維を中継し、大脳皮質の聴覚野へ送る。
【ビジュアルの中継】
外側膝状体：視床後部の外側にある隆起。網膜から届く視覚情報を中継し、大脳皮質の視覚野へ送る。

出典）『カラー図解 脳・神経のしくみ・はたらき事典』野上晴雄（西東社）を参考に作成

ある音楽を聴くとある風景が目に浮かぶ、といったことがありませんか？　あるいは、苦しい状況のときに流れていた音楽は、その音楽そのものは不快ではなくても、知らず知らずのうちに嫌なものとして記憶され、その音楽が流れるだけで嫌な感じがしてしまうものです。反対に、心地よい状況で流れていた音楽は心地よいものとして記憶されます。

次に、脳幹を見てみましょう。

脳幹とは、背骨の中を走る脊髄の先端部分と考えてください。この脳幹は、下から順に「延髄」「橋」「中脳」で構成されています（図7参照）。

延髄は、呼吸・心拍・消化に関与する生命維持の中枢です。

橋は、隣接する小脳と協調しながら体の位置感覚を整えています。ちなみに、この橋の上は、網様体と呼ばれ、睡眠と覚醒を司っています。

中脳は、光や音の刺激に対する反射にかかわっています。

脳幹の働きは、動物が動物であるための基本です。爬虫類《はちゅうるい》や魚類にも共通する原始的な脳であり、爬虫類の脳ともいわれています。

扁桃体こそが人間力をつくる

動物の進化を見ると、「原皮質→古皮質→新皮質」と進化していますが、原皮質と

図8　扁桃体と海馬

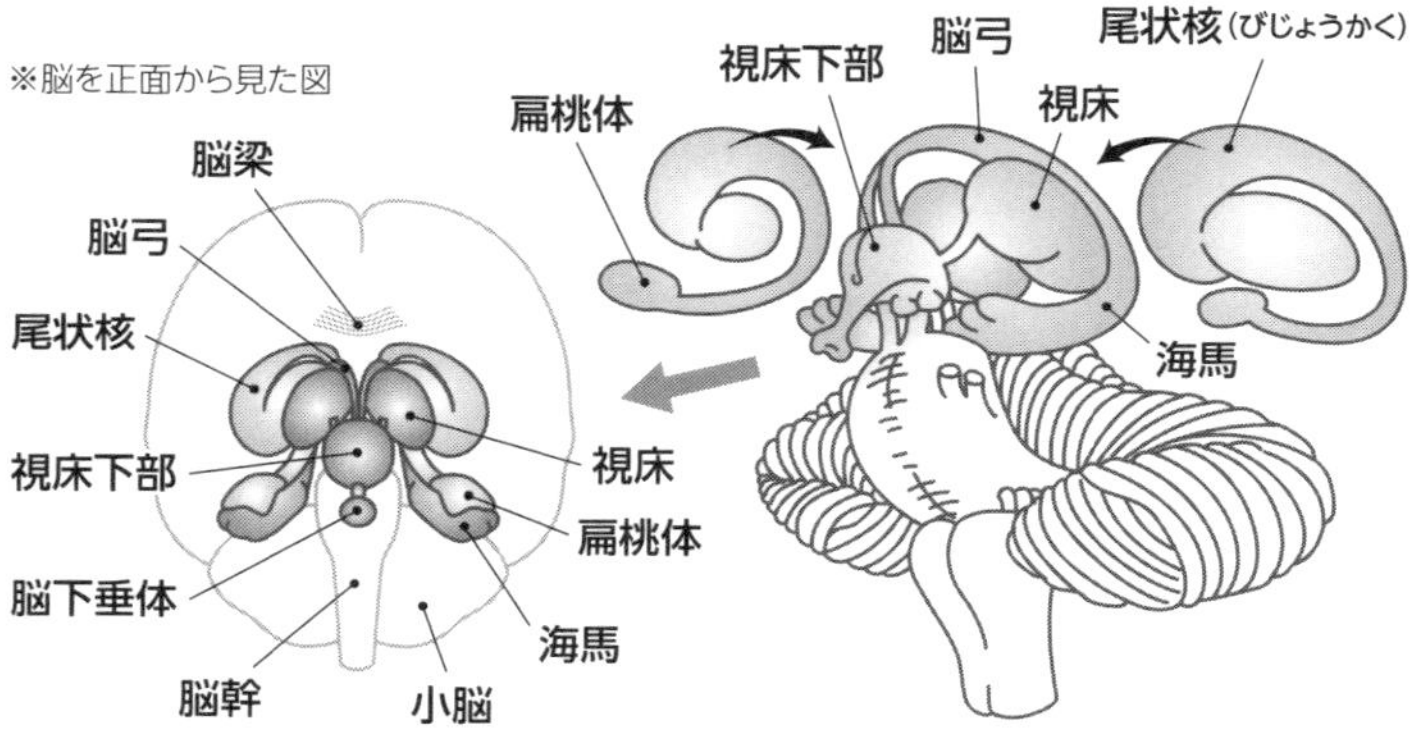
※脳を正面から見た図
脳梁
脳弓
尾状核
視床下部
脳下垂体
脳幹
小脳
海馬
扁桃体
視床
扁桃体
視床下部
脳弓
尾状核（びじょうかく）
視床
海馬

大脳辺縁系にある扁桃体と海馬は、生存と種の保存という最も古くて重要な働きに関わると同時に、大脳皮質によって生み出される高度な認知活動の土台としての働きも司る。

出典）『脳を学ぶ 改訂第2版 「ひと」とその社会がわかる生物学』森岡 周（協同医書出版社）を参考に作成

古皮質の間にあたるところが、大脳辺縁系です。

大脳辺縁系には、すでに何度も登場している情動にかかわる「扁桃体」や、短期記憶にかかわる「海馬」、情動や短期記憶のほか内臓機能にもかかわる「帯状回」などが含まれます（46ページ、図3参照）。大脳辺縁系は、食欲、性欲、睡眠欲といった本能と、「怒り」「恐怖」「嫌悪」「悲しみ」「驚き」「幸福」という6種の基本的情動の中枢となっています。

育児や母子間のコミュニケーションは、この大脳辺縁系がしっかり働いてこそ成り立つものです。この部分の発達が、その後の他者への思いやりを育みます。何事にも感動し、感性豊かな人間であるのは、まさに大脳辺縁系、とくに扁桃体のおかげなのです。

一方、知覚や思考、判断、学習、計算など高度な機能を担うのが大脳皮質であり、人として重要なのは、大脳皮質と大脳辺縁系の2つのバランスが取れていることです。つまり、理性（大脳皮質）と本能（大脳辺縁系）のバランスです。

私は、若い医師たちには「物理や数学などを勉強するだけではなく、音楽を聴いたり、本を読んだり、絵画や舞台を観《み》たり、心を動かされるような経験を積まなければだめだよ」と、よく伝えています。

また私自身も、クラシック音楽はもちろんのこと、歌舞伎を観たら感動し、日本ダービーを観たら応援したくなる、といったように、いつもいろいろな感動を楽しんでいます。それは、医療も人間が人間に対して行うものであって、心を動かされる経験をたくさん積み、扁桃体を鍛え、人間としての魅力を育むことが何より大切だと思うからです。

ストレスホルモンはうつ病、がんの原因になる——マインド・ワンダリング

ところで、音楽を認識できないことを「失音楽症」といいます。ただ、認知機能は失われても、大脳辺縁系がしっかりしていれば、曲が何かはわからなくても、その良さ、あるいは不快感などはわかります。

「いいな」と感じればドーパミン、セロトニンなどの幸せホルモンが放出され、「なんだか嫌だな」と感じればアドレナリンやノルアドレナリンなどのストレスホルモンが放出されます。

「病は気から」というのは、このことなのです。

ストレスと音楽については、こんな研究もあります。

10分間人前でスピーチを行うように指示し、15分間待機してもらい、その際のスト

レス状態を唾液中のコルチゾール（ストレスホルモンのひとつ）を指標にして測定するというものです。15分の待機中に、無音の状態で待つグループと音楽を聴きながら待つグループに分けたところ、無音で待ったグループでは待機中のコルチゾールの増加と回復の遅延が有意に認められました。（注2）

つまり、同じストレスがかかる状況下でも、音楽を聴いた人たちのほうが、ストレスが少なく、回復も早かったということです。

ストレスをがまんする状況が続くと、扁桃体は肥大化して、ストレスホルモンが出やすくなり、自律神経が過敏になります。

「マインド・ワンダリング」という言葉をご存じでしょうか？

「今、ここ」に集中することができず、あれこれと考えて「心ここにあらず」の状態に陥ってしまうことです。

生活のおよそ半分は、頭の中の思考が生み出した不安や恐怖に苛まれている、との報告もあります。慢性的なストレスは、コルチゾールの分泌を増やし、海馬を委縮させ、うつ病のもとにもなります。

さらに、ストレスホルモンは、「ＡＴＦ３」などの遺伝子のスイッチをオンにして、免疫細胞のがん細胞への攻撃をストップさせる要因になる、ともいわれています。ストレスが免疫力を弱めてしまう原因のひとつです。

このように、音楽は単なる音を超えて、大脳辺縁系に影響を与え、脳内でのホルモン分泌を変化させます。そして、それらのホルモンの刺激は、最終的には全身の細胞、とくに免疫細胞に影響を及ぼすのです。

クラシック音楽が人間の扁桃体の発達や免疫細胞をはじめ、心身の調整にかかわるということを、わかっていただけたでしょうか。

ですから、脳に心地よい刺激を与え、扁桃体を中心とした大脳辺縁系のバランスをよく保つことが、免疫力を保つことになります。クラシック音楽で情動に働きかけるとともに、マインドフルネスやコーピングといわれるストレスがかかった際の人それぞれの対処法（認知行動療法）も併用して不必要な不安や恐怖を生み出さないようにすれば、精神的にも元気になり、嫌な上司、嫌な出来事からも逃れられ、コロナ禍のような出口の見えない不安な状況も上手に乗り越えられるでしょう。

いつもの〝おまわりさん〟と有事のときの〝機動隊〟

――2つの免疫

さて、クラシック音楽とともに、この本の大切なテーマである「免疫」についてもう少し説明しましょう。

免疫とは、常日頃から病気にならないように「疫から逃れている」状態のことです。免疫には2種類があり、ふだんから病気にならないようにするのが「自然免疫」で、一度かかったら二度と同じ病気にならないように、病原体が入ったときに得られる免疫が「獲得免疫」です。

たとえば、コロナウイルスなどの病原体に感染したときに、そのウイルスを攻撃するための専用の抗体や特殊なリンパ球が産生されるのが獲得免疫ですが、これには2～3週間の日数がかかります。

新型コロナウイルス感染症が流行しはじめたときに、「IgM抗体」や「IgG抗体」といった名前をよく耳にしたと思います。抗体は、体内に侵入してきた異物（抗原）から体を守るためにつくられるものですが、いくつかの種類があります。

ウイルスや細菌に感染したときに最初につくられるのがＩｇＭ抗体で、４～７日程度でできます。その後、２～３週間かかってできるのがＩｇＧ抗体です。

しかし、これらでは間に合わない可能性もあります。そのため、体内では、もっている力は弱いながらも、常日頃から全身の至るところをパトロールしてくれる自然免疫が存在しています。

この役割を担うのが、自然免疫の「ＮＫ細胞」です。いわば、街のおまわりさんのような存在。病原体が体に入ると、いち早く〝おまわりさん＝ＮＫ細胞〟が作動して、さまざまな「サイトカイン」と呼ばれる物質が分泌され、病原体を攻撃します。

ただ、大きな病が出てきたときには〝街のおまわりさん〟では対処しきれないので、〝機動隊〟が出動しなければいけないような場面もあります。そのときに働くのが獲得免疫というわけです。

このように、免疫に関与する免疫細胞には、白血球の一種であるリンパ球（Ｂ細胞、Ｔ細胞、ＮＫ細胞、ＮＫＴ細胞）、単球（マクロファージ、樹状《じゅじょう》細胞）などがあります。

図9　免疫に関与する免疫細胞

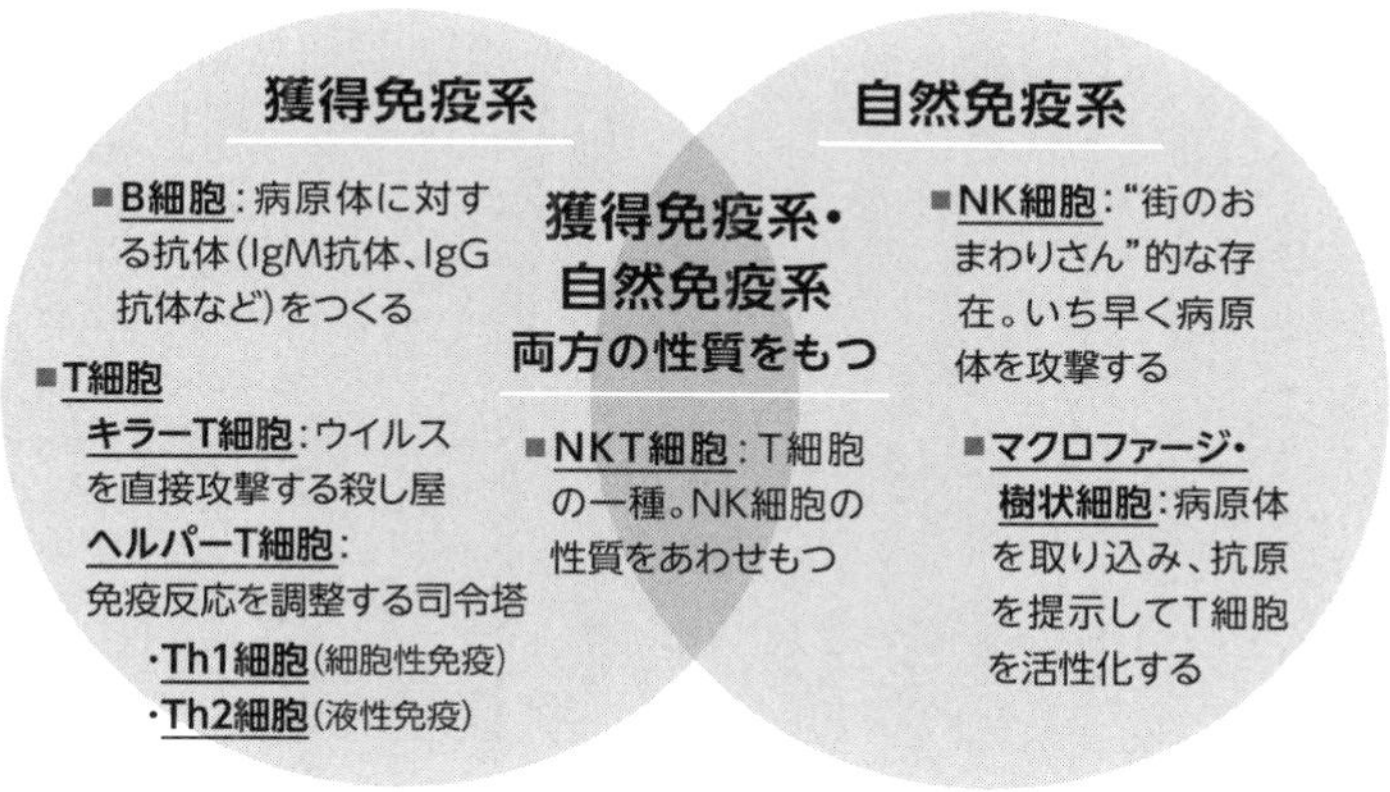
獲得免疫系
自然免疫系
■B細胞：病原体に対する抗体（IgM抗体、IgG抗体など）をつくる
■T細胞
キラーT細胞：ウイルスを直接攻撃する殺し屋
ヘルパーT細胞：
免疫反応を調整する司令塔
・Th1細胞（細胞性免疫）
・Th2細胞（液性免疫）
獲得免疫系・
自然免疫系
両方の性質をもつ
■NKT細胞：T細胞の一種。NK細胞の性質をあわせもつ
■NK細胞：“街のおまわりさん”的な存在。いち早く病原体を攻撃する
■マクロファージ・樹状細胞：病原体を取り込み、抗原を提示してT細胞を活性化する

それぞれ簡単に説明しましょう。

まず、Ｂ細胞は、ＩｇＭ抗体やＩｇＧ抗体、ＩｇＡ抗体、あるいはアレルギーに関係するＩｇＥ抗体などの抗体をつくります。

Ｔ細胞は、病原体を貪食《どんしょく》（取り込んで分解すること）したマクロファージや樹状細胞から抗原（ウイルスの一定の成分）がどんな物質であるかが提示されたときに、ウイルスを直接殺す細胞障害性の「キラーＴ細胞」と周辺の免疫反応を調整する「ヘルパーＴ細胞」の２種類の協力で処理します。

このうち調整役のヘルパーＴ細胞には、さらに「Ｔｈ１細胞」と「Ｔｈ２細胞」の2種類があり、抗原提示細胞がインターロイキン12（ＩＬ－12）を産生するとＴｈ１（細胞性免疫）が多くなり、また、たとえばプロスタグランジンが産生されるとＴｈ２（液性免疫）のほうが多くなります。

Ｔｈ１が弱すぎると感染症やがんにかかりやすく、一方、強すぎると膠原病《こうげんびょう》や関節リウマチなどの自己免疫疾患になりやすくなります。さらにいうと、Ｔｈ２が強すぎると、アレルギー疾患になりやすいと考えられます。

免疫というのは、弱いと当然良くありませんが、強すぎても良くないもので、強すぎることにより花粉症や膠原病などの病を生みます。自律神経はバランスが大事と伝えましたが、免疫もバランスが大切で、「Ｔｈ１／Ｔｈ２」の比が一定のバランスであることが健康維持には必要なのです。

ウイルスやがん細胞といった悪者は排除しなければいけませんが、自分の体を排除しては困ります。排除すべきは排除し、受け入れなければならないものは受け入れるという、免疫的な寛容さも大切なのです。

自然免疫を鍛えるには、ストレス解消、栄養、睡眠、そしてクラシック音楽

前述した、病原体を貪食して抗原の情報を提示する役割を担う樹状細胞やマクロファージなどは自然免疫で、異物に触れやすい粘膜や皮膚、腸管に多く存在し、ウイルスや食べ物などの異物を受け入れたり排除したりしながら活躍しています。

一方、T細胞とB細胞が担っているのは獲得免疫で、急速かつ爆発的に処理してくれますが、すでに述べたように立ち上がりに時間がかかり、ちょっとやそっとの情報では働いてくれません。ただ、穏やかで常日頃から働いている自然免疫よりも、有事の際には頼りになります。

日頃の自然免疫と、いざというときの獲得免疫——。いうまでもなく、その両方が欠かせません。ただ、日頃からの健康な体づくりという点では、自然免疫を鍛えておくことが大切です。

そのためには、ストレスをなくす、栄養を摂る、睡眠を取ることが大切だといわれ

てきましたが、最近ではこれらに加えて、クラシック音楽、とくにモーツァルトの音楽が役立つことがわかってきたわけです。

もう一つは「笑い」です。笑うことでＮＫ細胞が増えるという研究結果も出ています。逆に、イライラしてばかりいると、交感神経が強く刺激されて血管は収縮し、血流も減り、心筋梗塞や脳卒中などにもなりやすいうえ、免疫力も落ちてしまうというわけです。

クラシック音楽には、副交感神経である迷走神経を刺激する作用が多く、その結果、血管が広がり血流も良くなり、さらにはドーパミンやオキシトシンなどの幸せホルモンが分泌され、免疫力がアップします。また、ドーパミンは認知機能や記憶力、集中力、意欲などに関係していますから、クラシック音楽を聴くことで、仕事に集中できるとか、意欲が増すとか、認知機能が向上するといったことも期待されます。

ところで、世界中で爆発的な流行を引き起こした新型コロナウイルス感染症は、みなさんご存じのとおり、ウイルスによる感染症です。

そして、風邪も、鼻腔《びくう》や咽喉などの上気道がウイルスに感染し、くしゃみや鼻水、鼻づまり、咳《せき》、痰《たん》、発熱などの急性の炎症が引き起こされる感染症です。ライノウイルス、インフルエンザウイルス、コロナウイルス、アデノウイルス、エコーウイルス、コクサッキーなど、さまざまなウイルスが原因となっています。

抗生剤は、細菌感染には有効ですが、ウイルスには無効です。ただ、ウイルス感染後に二次感染として細菌感染が生じている場合には有効になります。

こうした口や鼻に入ったウイルスを攻撃するのは、まずは唾液に含まれるＩｇＡ抗体と血中のＴ細胞（Ｔリンパ球）やＮＫ細胞です。通常、曝露《ばくろ》されたウイルスの量とその人のふだんからもつ自然免疫との力関係で、感染しても発症しないで終わるか、発熱などの症状が出るかが決まってきます。

ウイルスが体の中に入ってきても何も起こさせないようにするには、自然免疫力を鍛えておけばいいのです。しかし残念ながら、重度の糖尿病患者さんや透析を受けている患者さん、がん患者さん、移植を受けた方などは、この自然免疫力が極めて低い状態になっています。

ＩｇＡ抗体は、唾液や腸管に多いので、唾液を増やし、お通じを良くしておけば多少のウイルスはやっつけてくれます。唾液の分泌が増え、腸がスムースに動くようになるのは、副交感神経が優位なときでした。ですから、クラシック音楽を聴くことで副交感神経が心地よく刺激され、唾液が増えて腸の動きも良くなれば、ＩｇＡ抗体も増え、それだけで安心なのです。

モーツァルトをはじめとしたクラシック音楽は、リンパ球、ＮＫ細胞を増やし、ウイルスを攻撃するインターフェロンが増えることが報告されています。

たとえば、世界的名指揮者の一人だったカラヤンがベルリン・フィルハーモニー管弦楽団と出したＣＤアルバム『ADAGIO』を音源として用いた動物実験では、クラシック音楽を聴かせると肺がんモデルマウスのＮＫ細胞が活性化したこと、がんというストレスによって増えた副腎皮質刺激ホルモン（ＡＣＴＨ）が有意に低下したこと、がんの転移の程度も軽減したことなどが報告されています。(注3)

この実験は、アルバム『ADAGIO』を一日5時間40デシベルで8日間鳴らしたときと、100デシベルのノイズ音を同じく8日間毎日1〜3時間、1分ごとに5秒間鳴らしたときの、肺がんモデルマウスのNK細胞の活性やがん細胞の増殖度合い、ストレスホルモンの分泌状況などを比較したものでした。結果、クラシック音楽を聴かせたグループでは、見事に効果が出たわけです。

ちなみに、このときに用いられた『ADAGIO』に収録されていたのは、モーツァルトの『ディヴェルティメント第10番 ヘ長調K247』の第4楽章アダージョ、『同第15番 変ロ長調K287』第4楽章のほか、ドビュッシーの『牧神の午後への前奏曲』、バッハの『管弦楽組曲第3番 ニ長調BMV1068 第2曲「G線上のアリア」』、マスネの歌劇『タイス』から「瞑想曲」、マスカーニの歌劇『カヴァレリア・ルスティカーナ』から間奏曲、オッフェンバックの歌劇『ホフマン物語』から「舟歌」、グリーグの『ペール・ギュント第1組曲Op46 第2曲「オーセの死」』、ヴェルディの歌劇『椿姫』から第3幕への前奏曲などでした。

新型コロナウイルス感染症の場合、一般の上気道への影響だけではなく、下気道や肺の中の肺胞上皮にもウイルスが結合することがわかっているので何やら特異な感じがしますが（だから進行すると呼吸不全になり重症化しやすいのです）、それでも、新型コロナウイルス感染症にもインフルエンザなどの風邪にも、クラシック音楽を聴くことが役立つ可能性は高いと思います。私たち日本人は、もともと自然免疫の力がしっかりしていたのか、新型コロナウイルスに関してはほとんどの人が無症状か軽症者です。

自分の自然免疫力を知るには

新型コロナウイルス感染症のようなウイルス感染でも、がんのような病気でも、日頃から自然免疫力を鍛えておくことが大切であり、そこにクラシック音楽が役立つということをお伝えしてきました。

そうすると、自分の自然免疫力はどれくらいあるのか、ちゃんと鍛えられているのか、気になるかと思います。

自然免疫力は、その日の体調などによっても日々変化していますが、おおよその目安を知る方法がありますので、知っておくと良いでしょう。

健康診断などの血液検査結果で、「白血球数」の欄の下に「リンパ球」という項目があります。その部分を見てください。

白血球の中でリンパ球が何パーセントを占めるのかを示した数値です。白血球数にこのパーセンテージを掛けて、もし「1000以下」なら免疫力が低下している可能性があります。

たとえば、白血球数が6000で、リンパ球が15％の場合、「6000×0・15」で900となります。これでは明らかに免疫力が下がっています。

そのほか、次のようなことも免疫力が落ちているサインです。

【自然免疫力が落ちているサイン】

・不眠
・便秘や下痢
・肌荒れ、全身のカサつき
・口内炎を起こしやすい

・傷が治りにくい
・唾液が少ない、う歯（いわゆる虫歯）が多い
・表情が硬い
・体温が低い（平熱が35度台）
・風邪をひきやすい

不眠や便秘・下痢などは、免疫力が落ちる原因でもありますが、免疫力の低下によって引き起こされるという意味では結果でもあります。

また、免疫力の低下と表情の硬さは、一見、関係がないように思われるかもしれませんが、じつは大いに関係しているのです。

顔の表情をつくるのは、目のまわりの眼輪筋や口のまわりの口輪筋、頬を動かす頬《きょう》筋《きん》などです。そして、こうした筋肉を動かしているのが、5番目の脳神経である三叉《さんさ》神経《しんけい》や7番目の顔面神経です（48ページ、図4参照）。

本来なら、うれしいこと、楽しいことがあると、扁桃体を介して幸せホルモンがたくさん出て、三叉神経や顔面神経がスムースにシグナルを伝え、眼輪筋や口輪筋、頬

筋が豊かに動きます。

ところが、ふだんから心配事があってイライラしていると、扁桃体が悪い信号を出して、幸せホルモンを出さなくなります。そして自然免疫が落ちると、全身をパトロールしている〝街のおまわりさん〟が少なくなるので、ふだんは大人しく体内に潜んでいるウイルスが活動をはじめ、神経にとりついて神経にダメージを与えてしまうこともあるのです。帯状疱疹《たいじょうほうしん》や三叉神経痛などが、その代表例です。

そうした病気にまでは至らなくても、ストレスによって交感神経が高ぶり免疫力が落ちているときには、扁桃体が悪い信号を出して、神経とホルモンの調節がうまくいかなくなり、表情をつくる筋肉がスムースに動かなくなってしまいます。

精神科の領域では、「マスクド・フェイス」という言葉があります。うつ病の初期など、表情が乏しくなることがあり、そうした症状を指したものです。明確な原因はまだ解明されていませんが、神経とホルモンの調節がうまくいかず、出るべきホルモンが出ていなくて出なくていい悪いホルモンが出ているという、アンバランスな状態に陥っていると考えられています。

そのほか、副交感神経よりも交感神経が優位になりっぱなしだと、頭痛や肩こり、腰痛も多くなります。ぜひ、モーツァルトを聴きながらマッサージをしてもらいたいところです。

先ほど挙げた「自然免疫力が落ちているサイン」に心当たりがある人はとくに、モーツァルトを聴いて、自律神経とホルモンのバランスを整えましょう。

第3章

なぜベートーヴェンではなく、モーツァルトなのか

モーツァルトの音楽には節度がある

「モーツァルトの音楽がなぜいいのか」について語る前に、音の性質と脳の活動との関係について説明しましょう。

まず、音の性質を表すものに「デシベル」と「ヘルツ」があります。

デシベルは、音の強さ（大きさ）を表すもの。静かな家庭での生活音なら、だいたい40デシベルから50デシベルほどで、普通の会話が60デシベル、電車が通るときのガード下が１００デシベルほどです。10デシベル上がると、音の強さ（音圧）は3倍になります。

一方、ヘルツは音の高さを表すもの。ピアノは、最も低いキーで27・5ヘルツ、最も高いキーで４１８６ヘルツです。私たちの耳は、16ヘルツから2万ヘルツまでの音を聴くことができるといわれています。

音楽は、脳波に変化を与えます。

私たちの脳は、その活動状態に応じて、さまざまな周波数の脳波を出しています。

通常の覚醒しているときは「β波」で、14〜20ヘルツです。日常では多少なりとも集中しているとき、感情が動くときに出ています。

周囲の動きには敏感ではあるものの落ち着いた状態では、8〜13ヘルツの「α《アルファ》波」が強く現れます。瞑想したり睡眠を取ったりしているときには4〜7ヘルツの「θ《シータ》波」が、そして、深い眠りに入ると0・5〜3ヘルツの「δ《デルタ》波」が現れます。

瞑想やヨガでは、精神と肉体が一つになるといわれますが、音楽も、1分間60拍程度のいわゆるアダージョ（ゆっくりと）の曲は、聴いているうちに脳波をβ波からα波に変え、心身を整えてくれます。

また、ゆったりしたテンポの曲のほうが、自律神経が副交感神経優位になりやすいこともわかっています。

何かに集中したいのに、いろいろな雑念が入って集中できないときには、モーツァルトやバッハ、ヘンデル、ヴィヴァルディなどのバロック音楽を流してみてください。たちどころに気分が安定し、音楽が鳴っていたとしても不思議と集中できる状態となります。

このときには、音の大きさは40〜50デシベルの軽く聞こえる程度がいいでしょう。楽器の種類もあまりいろいろ入っていない弦楽合奏（ディヴェルティメントなど）がおすすめです。シンプルであることに尽きますが、モーツァルトの曲には必ずどこかに仕掛けがあります。ハッとする瞬間があり、神秘的でありながら、優しくしなやかで親しみやすい。苦悩に満ちた運命を意識せざるを得ないベートーヴェンとは対照的です。

フランスの耳鼻咽喉科医で、モーツァルトの音楽が耳や脳に与える効果をいち早く検証し、『モーツァルトを科学する』（日本実業出版社）などの著書も遺《のこ》したアルフレッド・トマティス博士は、50年の臨床経験で、モーツァルトの曲、とくにヴァイオリン協奏曲は人間の体を癒やすのに最も効果があった、と言っています。

モーツァルト自身も父に宛てた手紙の中で、自分の音楽について「節度」があると表現しています。押し付けではない、ということでしょうか。

「情緒というのは、それが激しかろうとそうでなかろうと、けっして嫌悪を催させるほどまで表現すべきではないし、それに音楽はどんなに恐ろしいありさまを描くにしても、耳を損なうようであってはならず、そうじゃなくて、満足を与え、したがっていつも音楽にとどまっていなければなりません」

（『モーツァルト 音楽における天才の役割』H・C・ロビンズ・ランドン著、石井宏訳 中公新書）

私はとくに最晩年のオペラ『魔笛』に、モーツァルトの言う〝節度〟を感じます。中盤に出てくる夜の女王の大変技巧的で思わず「凄い！」と言いたくなるコロラトゥーラソプラノが歌う、あの恐ろしい場面から一転して、最後のハッピーエンドにたどり着くときには、どこかメルヘンチックで心が浄化され、ほっとする幸せを味わえたような感じになるのです。それは、まさに「どんなに恐ろしいありさまを描くにしても、耳を損なうようではあってはならず」「音楽にとどまって」いるという典型例ではないでしょうか。

情緒を押し付けずにさらりと、しかし、しっかりと味付けされた音楽は、モーツァルトをおいて、他にはないと思います。

モーツァルトをすすめる7つの理由

前置きが長くなりましたが、心と体を整え、免疫力を上げるのになぜモーツァルトの音楽が適しているのか、私なりに考察した7つの要因をご紹介します。

①テンポが一貫している

人間の血圧や脈拍などのバイタルサインは、急な外界環境の変化に戸惑います。モーツァルトの曲は、同じ曲、あるいは同じ楽章のなかでは曲の流れが一定で、多くが1分間に120拍または90拍で一貫しています。じっくりと響く切ないメロディーでは1分間60拍のものも多いです。

また、各楽章が5分から10分、そのまま1曲聴いても20分から30分前後と、コンパクトで聴きやすいところもおすすめする理由のひとつです。

②強弱が少ない

クレッシェンド（だんだん強く）やディミヌエンド（だんだん弱く）が少なく、フォルテ（強く）とピアノ（弱く）の急激な転換が少ない（オペラを除いて）ことも、モーツァルトの音楽が聴きやすく、心身を整えるのに適している要因のひとつでしょう。

③長調の曲が多い

モーツァルトの曲は、調性がハ長調、ニ長調、ヘ長調、変ロ長調のものがほとんどです。

ちなみに、ケッヘル番号（作品番号）がついている600曲余りのうち、調べられた406曲における長調の数は、次のようになっていました。

ハ長調　82曲
ニ長調　70曲
ヘ長調　63曲

変ロ長調　59曲
ト長調　45曲
変ホ長調　40曲
イ長調　16曲
ホ長調　1曲

このほか、短調の曲は1割以下（調べられた406曲中、30曲）ですが、『レクイエムK626』（ニ短調）や『交響曲第25番 K183』『同第40番 K550』（ともにト短調）、『幻想曲 K397』（ニ短調）、『ピアノソナタ第8番 K310』（イ短調）、『同第14番 K457』（ハ短調）、『ピアノ協奏曲第20番 K466』（ニ短調）、『同第24番K491』（ハ短調）、『ヴァイオリンソナタ第28番 K304』（ホ短調）など、いずれもよく知られた名曲、大傑作ばかりです。

しかし、モーツァルトは、長調で哀しさを表現できる天才だと私は思っています。

④金管楽器、パーカッションが少ない

心と体を整えるために聴くには、楽器構成がシンプルであるほうがいいでしょう。モーツァルトの曲で音楽療法としてとくにおすすめできるのは、ピアノ単独曲（ピアノソナタ）か、弦楽器のみ（セレナーデ、ディヴェルティメント）、あるいは、それらに木管やヴァイオリンが活躍する交響曲、協奏曲です。

⑤和声（ハーモニー）の展開が明るい

「ドミソ」の和音に代表される長三和音がほとんどなので、明るく楽しい展開が多い一方、ときに、突然ドラマティックな予想外の和声進行転調があります。これが、たまに交感神経を高めるスパイシーな刺激となります。

たとえば、モーツァルトの『レクイエム』では、減七の和音のバス以外の音を半音上げて、短2度下の調へ転調するなど、交感神経を刺激する、悪魔の一滴のようなスパイシーな展開もときにあります。こうした、副交感神経だけではなく交感神経を刺激するような変化が短めにあるのも良いところです。

クラシック音楽の良いところは副交感神経を適度に刺激してくれることですが、一方で、そればかりではアセチルコリンが多く分泌され、食事も入ってこないなかで胃酸分泌が増えて胃潰瘍になりやすくなったり、胃腸の動きが活発になって下痢・軟便になったり、血管が拡張して頭痛になりやすくなったりする可能性があります。そのため、交感神経を少し高めるようなドキッとした刺激がときにあると、気分が高まり、アドレナリンやノルアドレナリンが出て、バランスが取れるのです。

たとえば『ピアノソナタ第12番 ヘ長調K332』の第1楽章では、明るく伸びやかな音楽が流れていると思ったら、突然、それもごく自然に短調へ転調し、緊張のなかに落とし込まれます。しかし、すぐにまた明るくなって、何事もなかったかのようにのどかな音楽へ戻っていきます。

また「初心者のための小さなソナタ」で知られる『ピアノソナタ第15番 ハ長調K545』の第2楽章では、ト長調からト短調へと、のどかで淡々とした流れのなかから幻想的な切ない音楽へと変わり、ハッとさせられます。

こうした何気ないおしゃれな仕掛けを隠しているところが驚きであり、自律神経のバランスを取るという意味でもちょうど良いのです。

⑥音響的に良い成分が多い

モーツァルトの音楽は、他の曲に比べて4000ヘルツあたりの高い周波数を多く含むとともに、「1／fのゆらぎ」成分も多いといわれています。1／fのゆらぎ成分とは、小川のせせらぎや波の音、心臓の鼓動のような自然界によくみられ、不規則のようでいて調和のあるゆらぎのことです。このゆらぎ成分は、人の生体リズムと共鳴し、快適さや心地よさを与え、精神の安定をもたらしてくれます。リラックス効果との深い関わりがあるのです。

また、和音も多く、「倍音」という「ある音の整数倍の周波数をもつ音」も含まれます。倍音も、1／fのゆらぎ成分と同様に脳波をリラックスさせる効果があるといわれています。

これらは、副交感神経に効果的に作用します。こうした高周波とゆらぎは、子育てにも役立ち、とりわけ、母親の産後うつや育児ノイローゼといった事態の改善に有効でしょう。

⑦パターンで認識しやすい

音楽を認識する際、私たちは、大脳に入ってきた情報を統合して意味を与えることで認識しています。このとき、情報は小さなユニットにして細かく刻んであるほど入りやすいといわれています。

モーツァルトの音楽は、たとえばピアノ演奏を聴くと、「ドソミソ」「ソシレソ」といったパターンで演奏されていることが多く、音楽のもつ旋律・和声・リズムといった構造として捉えやすく、パターン化して耳に入りやすいという特徴があります。そのため、大脳機能の賦活《ふかつ》化に有効で、特定の作業などと組み合わせることで作業効率が上がったり、認知機能の改善訓練につながったりしやすいと思います。

免疫音楽医療学などを専門とする埼玉医科大学の和合治久《わごうはるひさ》先生によると、モーツァルトの音楽のなかでもとくに効果のある曲がある、とのことです。

和合先生は、次の3曲を挙げています。

- 第1位『ヴァイオリン協奏曲第4番 ニ長調K２１８　第3楽章』
- 第2位『ディヴェルティメント ニ長調K１３６　第2楽章』
- 第3位『弦楽四重奏曲第17番 変ロ長調K４５８「狩り」　第2楽章』

モーツァルト以外では？

ここまで、モーツァルトの音楽をすすめる理由について説明してきましたが、では、モーツァルト以外の作曲家のクラシック音楽はどうでしょうか。ほかの作曲家の音楽でも、心身への良い効果が報告されているものは多くあります。

たとえば、ある研究ではショパンのピアノ曲の自律神経やホルモンへの影響が報告されています。(注4) 26人の被験者に、20分間75デシベル以下でショパンのピアノ曲の速いテンポのものと遅いテンポのものを聴かせて、唾液中のコルチゾールとオキシトシンを測定するとともに、心電図上で自律神経のバランスを調べたところ、ゆったりしたテンポの曲を聴かせたほうが、副交感神経が活発となり、オキシトシンの分泌が増え、抗ストレス・抗不安作用が増強されたそうです。

ちなみに、テンポの遅い曲とは、『舟歌 嬰ヘ長調Op60』『ノクターン第8番 変ニ長調Op27－2』『ノクターン第18番 ホ長調Op62－2』『アンダンテ・スピアナート Op

22』で、テンポの速い曲とは、『練習曲Op10－1』『練習曲 Op10－5』『ワルツ第1番変ホ長調Op18』『ワルツ第4番 ヘ長調Op34－3』『ワルツ第5番 変イ長調Op42』『ワルツ第6番 変ニ長調Op64－1』『マズルカ第23番 ニ長調Op33－2』でした。

別のある研究では、シューベルトの『4手のための幻想曲 ヘ短調Op103』を聴いたときにも、モーツァルトの音楽を聴いたときと同じように副交感神経が活性化し、血管が広がって脈拍が遅くなったり、唾液などの分泌が増えたりといった生理学的な効果がみられることが報告されています。そのほか、同報告ではバッハやハイドン、あるいはロマン派のリストなどにも効果がある可能性がある、と述べられています。(注5)

また、「ヴィヴァルディ効果」というものがあります。ヴィヴァルディ作曲の『四季』のうち「春」を、平均年齢81歳の元気な高齢者24人に聴いてもらったところ、短期記憶の改善が認められたというものです。参加された高齢者のMMSE（認知機能の検査）は平均27点で、認知症の一歩手前の段階といわれている「MCI（軽度認知障害）」の方々だったようです。(注6)

さらに、おもしろいのは、「好き・嫌い」よりも、「どのような音楽か」のほうが重要かもしれないということです。

18歳から21歳の47人の学生が参加したある研究では、落ち着いた曲としてマーラーの『交響曲第6番 イ短調「悲劇的」』第3楽章を、刺激的な曲としてチャイコフスキーの『交響曲第4番 ヘ短調作品36』第4楽章を約5分間聴かせて、「好きか、嫌いか」を答えてもらったうえで、それぞれの血圧や脈拍を前後で測定しました。そうしたところ、「好きか、嫌いか」よりも、曲調のほうが血圧や脈拍に影響していたようで、刺激的な曲では血圧も脈拍も上がり、穏やかな曲では両方とも下がったそうです。(注7)

つまり、好き嫌いとは無関係に刺激的な曲を聴いたときには交感神経のほうが刺激され、穏やかな曲を聴いたときには副交感神経が刺激されたのでしょう。

ですから、穏やかなテンポの曲を、できれば、穏やかななかにハッとするようなきらめき、仕掛けがあるような音楽をお聴きください。その代表が、モーツァルトなのです。

第4章

「いつ」聴くか、「どう」聴くか

基本はいつでも、好きな曲を

この章では、免疫力を上げるためのクラシック音楽の聴き方について説明しましょう。

まず「いつ聴くか」ですが、いつでもいいのです。朝起きたときから通勤中、あるいは仕事中、そして寝る前など、気楽に流しておくだけでも気持ちの良いものです。ただし、おすすめのタイミングを強いて挙げるなら、「朝」と「夜寝る前」に聴くといいでしょう。朝は一日のはじまりですからとくに大事であり、夜はすっきりとした気分で眠りにつきたいものです。

「何を聴くか」も、何でも好きな曲を選んで聴いていただければよいのですが、情動的で緊張を強いる曲ではいけません。

まずは、よく耳にするタイトルのある曲、「新世界」や「田園」といった曲を聴いてみてはいかがでしょうか。モーツァルトなら、彼にとって最後の交響曲『第40番ト短調K550』や『第41番ハ長調K551「ジュピター」』、あるいは亡くなる年に書かれた『クラリネット協奏曲イ長調K622』、ヴァイオリン協奏曲の『第3番ト長調K216』『第4番ニ長調K218』『第5番イ長調K219』、ピアノ協奏曲の『第20番ニ短調K466』『第21番ハ長調K467』『第23番イ長調K488』、二十数曲ある弦楽四重奏曲のなかでもハイドン・セットと呼ばれる『第14番ト長調K387「春」』『第17番変ロ長調K458「狩り」』、あるいは最後の『第22番変ロ長調K589「プロシャ王第2番」』や『第23番ヘ長調K590「プロシャ王第3番」』などが、最初に聴く曲としておすすめです。

ちなみに私にとってクラシック音楽との出合いは、中学に上がったときに聴いたベートーヴェンの『交響曲第5番ハ短調Op67「運命」』と『交響曲第8番ヘ長調Op93』でした。この2曲が入ったLPレコードを、中学校の入学祝いに買ってもらったのです。それこそ、この1枚しかありませんでしたから、繰り返し何度も聴いたことを覚えています。

その後、毎月のお小遣いで1枚ずつLPを買い足していきました。「田園」「悲愴《ひそう》」「新世界」といった交響曲からはじまり、勇壮な曲に走り、そしてヴァイオリンやピアノ協奏曲へと広がっていきました。かっこいいワーグナーのような曲も聴きはじめました。

若い頃はこうしたオーケストラの曲ばかりで、弦楽四重奏などの室内楽、あるいはマーラーやブルックナーといった長大な曲はほとんど聴いたことがありませんでした。オペラもそうです。でも最近では、これらも繰り返し聴いているうちに新たな発見が多く、好きになってよく聴いています。

けれども、昼間から気軽にいつでも聴くものとなると、モーツァルトやバッハ、ヴィヴァルディのバロック音楽が多いです。寝る前でも、昼間の作業中でもBGMとして流しておいて邪魔になりません。ですから、まずは、生真面目に座って目を瞑《つむ》って聴くのではなく、生活のなかでBGMとして流すことからはじめてはいかがでしょうか。

10分でいい、「ながら聴き」でもいい

心と体を整えるためにクラシック音楽を聴くのなら、どのくらいの時間、聴けばいいのでしょうか。

ある程度の時間聴いたほうがいいのかなと思うかもしれませんが、10分程度でも十分です。10分単位で聴いて、時間が許すのなら、3セッション・30分聴くといいと思います。

モーツァルトの曲は、だいたい1楽章が10分程度で、3楽章や4楽章で1曲となっています。ですから、ひとつの楽章のみを取り出して聴くとちょうど聴きやすいと思います。

1曲でまとまったメッセージ性のある曲ではないことが多いので、楽章ごとに聴いても存分に楽しめます。また、セレナーデやディヴェルティメントは、食事のときのBGMや場の雰囲気づくりに合います。

「どう聴くか」については、とくにありません。

音楽療法の研究のためには、音楽以外に影響する要因をなくすために、座って目を閉じる、他のノイズをシャットアウトするためにヘッドホンをつけるなど厳格に行いますが、私たちが生活のなかでクラシック音楽の効果を取り入れるうえでは、必ずしもそのような厳格さは必要ではありません。気持ちよく何気なく流していてもいいのです。

何かをしながらの「ながら聴き」でもかまいません。たとえば、スポーツジムで汗を流すとき、健康のための早歩きをしているときにイヤホンで聴くのもおすすめです。テンポの良い1分120拍程度のアレグロの曲が多いのも、ちょうど良いですね。料理をしながら、掃除をしながら聴くのも、良いと思います。

こだわるべきは音量

「どう聴くか」はとくにないと書きましたが、強いていうなら1つだけこだわってほしいことがあります。それが、音量です。

何気なく流して聴くには、決して大きなデシベルではなく、低音がふくよかに心地よく耳に響き、メロディーが自然に聞き取れる大きさが良いでしょう。それは、40〜60デシベル程度です（第3章でも触れましたが、よく、一般的な会話が60デシベル、静かな図書館での音の大きさが40デシベルといわれています）。50デシベルを超えるとやや曲を意識するようになり、30デシベルを下回ると聞き取れず、聴こうとするストレスが発生します。

音響システムのひとつに「イコライザー」というものがあります。特定の周波数の音質を補正することのできる機器です。これをぜひ「クラシック」に合わせて聴いてください。スマートフォンでも設定することができます。

イコライザーを「クラシック」に合わせてみても、いまひとつピンとこなかったときには、中音域をやや下げ、低音域と高音域をほんの少し上げてみるといいでしょう。

しかし、できればコンサートへ出かけて、ぜひその場の生演奏をお聴きください。

そのときの音の空気を肌で感じていただきたいと思います。

免疫力アップのためには、目を閉じて

クラシック音楽を聴くことで、副交感神経がほどよく刺激されて血流がよくなるとともに、大脳辺縁系が刺激されドーパミンやオキシトシン、セロトニン、βエンドルフィンといった幸せホルモンの分泌が増え、免疫力を高めるということを、第2章で説明しました。

生活のなかでBGMとして流し、何気なく聞くだけでもいいのですが、免疫力アップのためのセラピーとしてしっかり聴くときには、まわりの映像や情景などに惑わされないよう、目を閉じて、ただじっと音楽に耳を傾けることをおすすめします。そのまま眠ってしまってもいいでしょう。

大きめの耳をすっぽり覆うヘッドホンで聴くことは、生理学的によい音刺激になるという意味でも、外界と遮断して集中できるという意味でも、良いといわれていま

す。

心と体に疲れを感じているときには、少し部屋を暗くして、目を閉じて、ただ音楽を聴くだけの時間をつくってみてください。

感情を揺さぶるにはベートーヴェン

免疫力を高めるというよりも、感情を揺さぶるためには、交感神経への刺激を高めることが必要です。つまり、急なフォルテや急な速度の変化などです。テンポが速くなったり遅くなったり、音量が大きくなったり小さくなったりといった変化は、確実に交感神経への刺激になります。

そういう意味で、いちばんいいクラシック音楽は、ベートーヴェンでしょう。

ですから、私はモーツァルトやハイドン、またはバロック音楽などと、ベートーヴェン、ブラームス、チャイコフスキー、ラフマニノフ、あるいはドビュッシーやラヴェルのようなフランス音楽を、自分の気分やそのときの場面に応じて聴き分けています。

モーツァルトの一定の音楽は、副交感神経である迷走神経への穏やかな刺激であり、ベートーヴェンの音楽は迷走神経への刺激ばかりではなく、交感神経への刺激もたっぷりと含んでいます。そして、印象派絵画のような色彩の多様性などを求めるときには、おしゃれなフランス音楽がおすすめです。

今の自分の気持ちに合わせる

辛いときには哀しい曲、つまり短調の曲を、ウキウキした気分のときには明るい長調の曲を。そんなふうに、自分の気持ちによって曲を替えることも大切です。

第1章でも説明したように、「同質の原理」といって、そのときの気分に合ったテンポや雰囲気の曲を聴くことで、精神的に良い方向に向かうことができるといわれています。今の自分の感情に寄り添ってくれるような音楽を選ぶといい、ということでしょう。

ところで、感情はよく色にたとえられますが、ハ長調やト長調といった音楽の調性も、色にたとえられることがよくあります。

今、自分の気持ちを色でたとえるとしたら、どんな色ですか？　その「色」を参考に聴く曲を選ぶのもいいでしょう。

以下に、それぞれの調性から連想される色とイメージを紹介します。これらは一般的によくいわれているものです。該当する曲の代表例があるものはカッコ内に記しました。

【長調】

ハ長調：白――開放的・人間の持つ根源的な生命力・力強い

ニ長調：黄色または緑――喜び・祝祭的で神を連想させる・明るい

ヘ長調：若葉の色――優しさ・純粋で広々としたそよ風

変ロ長調：黄緑――安定感・軽やか・無邪気・素朴・管楽器がよく鳴る

ト長調：空色、レモン色または青――弦楽器がよく鳴る・明るく朗らか・素朴でノスタルジック（「アイネ・クライネ・ナハトムジーク」Ｋ５２５）

変ホ長調：ピンク——耽美《たんび》的で英雄的・エロティック

イ長調：明るい緑——カンタービレ・歌謡的（クラリネット五重奏曲 K５８１、クラリネット協奏曲 K６２２、ピアノ協奏曲第23番 K４８８、ヴァイオリンソナタ第42番 K５２６）

【短調】

ト短調：革の色——典雅で優雅・古式ある優雅さ ※モーツァルトの運命的調性ともいわれる

ハ短調：黒——エネルギッシュ・堅固・芯がある

ニ短調：黄土色——人生を感じさせる・宗教的で哲学的な深さ

ホ短調：緑——せつなく物悲しい・ロマンティックさ

イ短調：深緑——陰り（ベートーヴェンの「エリーゼのために」）

嬰ハ短調：黒っぽい深緑——くすんだ響き（モーツァルトにはなし、ベートーヴェンの「月光」）

時刻で変える、一日のタイミングで変える

私の場合、目を閉じて音楽だけに集中するような時間はなかなか取れないので、移動中や食事中、仕事中など、生活のなかでそのときの状況に合わせて聴くことが多いです。

たとえば、食卓で優雅な時間をもちたいときには、ディヴェルティメントが合います。ディヴェルティメントの語源は、「楽しませる」の意味をもつイタリア語の「divertire（ディヴェルティーレ）」。名前のとおり、もともとは「もてなし」のために作られた音楽といわれ、モーツァルトは、20曲近くのディヴェルティメントを残しています。ホテルのラウンジでよくかかっていますので、ホテルへ立ち寄る機会があれば耳を傾けてみてください。

また、少し華やいだ気分に浸《ひた》りたいときには、セレナーデがあります。モーツァルトのセレナーデは13曲あり、13曲目の『セレナーデ第13番 ト長調K５２５』が、有

名な「アイネ・クライネ・ナハトムジーク（直訳すると、一つの小さな夜の音楽）」です。

セレナーデの語源はイタリア語の「serenata（セレナータ）」で、「夕べに恋人の窓の下で歌われる愛の歌」という意味があります。また、モーツァルトのセレナーデは、器楽アンサンブルによる野外音楽的なところが特徴のひとつといえるでしょう。『セレナーデ第10番 変ロ長調K361「グラン・パルティータ」』は、「13管楽器のためのセレナーデ」と呼ばれる名曲です。

そのほか、飛行機の中など長い移動時間中に考えごとをしたいときなどには、マーラーやブルックナーも聴きます。マーラー作曲の『交響曲第5番 嬰ハ短調』第4楽章やブルックナーの『交響曲第8番 ハ短調』第3楽章は、宇宙規模の壮大な空間に現れる静かな音楽の進行が、ヒト一人のちっぽけな現世の悩みを堂々と、しかもゆっくりと払いのけながら進んでいくようで、とても勇気をもらえます。

判断や決定ができないときには、いったん、そこから注意をそらして、こうしたクラシック音楽を聴いてみてください。案外と聴き終わったときにはすっきりとして、それまで悩んでいたのが嘘のように判断・決断を下せることもよくあります。

以下に、いくつかの状況に応じたおすすめの曲をご紹介します。私自身もこうした状況のときによく聴いている曲です。ただ、あくまでも私の主観ですから、聴いてみてしっくりこないときには、よりぴったりな曲を探してみてください。

【朝起きたときや歯を磨くとき／朝食時にすがすがしい気分で】

- ピアノソナタ第5番 ト長調K283 第1楽章（じつに上品で明るく前へ向かっていく推進力を与えてくれる）
- ピアノソナタ第7番 ハ長調K309 第1楽章
- ピアノソナタ第10番 ハ長調K330 第1楽章
- ピアノ協奏曲第17番 ト長調K453（作曲家のオリヴィエ・メシアンは、「モーツアルトが書いたなかで最も美しく、変化とコントラストに富んでいる。第2楽章のアンダンテだけでも彼の名前を不滅にするに十分である」と言っています）
- ヴァイオリン協奏曲第3番 ト長調K216、第4番 ニ長調K218、第5番 イ長調K219

・ヴァイオリンソナタ第32番 ヘ長調K376 第1楽章
・ヴァイオリンソナタ第34番 変ロ長調K378 第1楽章
・弦楽四重奏曲第14番 ト長調K387「春」 第1楽章
・弦楽四重奏曲第17番 変ロ長調K458「狩り」 第1楽章
・ディヴェルティメント ニ長調K136、変ロ長調K137、ヘ長調K138
・ディヴェルティメント第15番 変ロ長調K287

【お茶を飲むとき／優雅な気分に浸りたいとき】
・フルート四重奏曲第1番 ニ長調K285 第1楽章
・弦楽四重奏曲第14番 ト長調K387「春」 第2楽章
・弦楽四重奏曲第17番 変ロ長調K458「狩り」
・ピアノソナタ第3番 変ロ長調K281 第2楽章
・ピアノソナタ第6番 ニ長調K284 第2楽章
・ピアノソナタ第9番 ニ長調K311 第2楽章
・ピアノソナタ第10番 ハ長調K330 第2楽章

・ピアノソナタ第11番 イ長調K331 第2楽章
・ピアノソナタ第15番 ハ長調K545 第1～第2楽章
・ピアノソナタ第17番 変ロ長調K570 第2楽章
・ヴァイオリンソナタ第32番 ヘ長調K376 第2楽章
・ヴァイオリンソナタ第41番 変ホ長調K481 第1楽章
・ディヴェルティメント第15番 変ロ長調K287
・セレナーデ第13番 ト長調K525「アイネ・クライネ・ナハトムジーク」（1787年に父親を失ったとき、そして、たいへん美しい2曲の弦楽五重奏曲第3番 ハ長調K515、第4番 ト短調K516やオペラ『ドン・ジョヴァンニ』の作曲に没頭しているときに作られたといわれています）

【データ入力などの単純作業を行うとき】
・ヴァイオリン協奏曲第5番 イ長調K219 第3楽章（後半にトルコ風の行進曲部分があり、一気に作業が捗《はかど》ります）
・ピアノソナタ第3番 変ロ長調K281 第2楽章

・ピアノソナタ第6番　ニ長調K２８４　第3楽章（次から次へ変奏して流れる）
・ピアノソナタ第7番　ハ長調K３０９　第3楽章
・ピアノソナタ第10番　ハ長調K３３０　第1楽章（モーツァルト研究の大家であるアルフレート・アインシュタインは、モーツァルトが書いた最も愛らしいもののひとつと評したそうです）
・ピアノソナタ第11番　イ長調K３３１　第3楽章（トルコ行進曲でどんどん作業は進む）
・ヴァイオリンソナタ第32番　ヘ長調K３７６
・ヴァイオリンソナタ第40番　変ロ長調K４５４
・ピアノ協奏曲第17番　ト長調K４５３
・ホルン協奏曲第1番　ニ長調K４１２／５１４（３８６♭）　第1楽章
・ファゴット協奏曲　変ロ長調K１９１　第1楽章

【満員電車のなかで】
・ピアノソナタ第3番　変ロ長調K２８１　第2楽章

・ピアノソナタ第４番　変ホ長調Ｋ２８２　第１楽章
・ピアノソナタ第５番　ト長調Ｋ２８３　第１～第３楽章
・ピアノソナタ第６番　ニ長調Ｋ２８４　第２楽章
・ピアノソナタ第７番　ハ長調Ｋ３０９　第１楽章
・ヴァイオリンソナタ第32番　ヘ長調Ｋ３７６
・ヴァイオリンソナタ第34番　変ロ長調Ｋ３７８

【移動中の新幹線や機内／アルコールでほろ酔い加減のとき】
・クラリネット五重奏曲　イ長調Ｋ５８１　第２楽章
・弦楽四重奏曲第15番　ニ短調Ｋ４２１
・弦楽五重奏曲第４番　ト短調Ｋ５１６　第２楽章
・ピアノソナタ第14番　ハ短調Ｋ４５７（ベートーヴェンを思わせる）
・ピアノ協奏曲第17番　ト長調Ｋ４５３
・ピアノ四重奏曲第１番　ト短調Ｋ４７８（協奏曲を思わせる）

【健康維持のための早足歩行を行うとき】

・ピアノソナタ第11番 イ長調K３３１ 第３楽章（トルコ行進曲でどんどん前へ進む）

・ピアノソナタ第13番 変ロ長調K３３３ 第１楽章

・ピアノソナタ第15番 ハ長調K５４５ 第１楽章

・オペラ『フィガロの結婚』序曲

・ヴァイオリン協奏曲第３番 ト長調K２１６（この曲はイヤホンで聴くことをおすすめします）

・ヴァイオリンソナタ第32番 ヘ長調K３７６ 第３楽章

・ヴァイオリンソナタ第34番 変ロ長調K３７８

・行進曲 ヘ長調K２４８（『ディヴェルティメント第10番 ヘ長調K２４７』のために作曲され、この曲の前後で演奏されたもの）

【寝る前に】

・フルートとハープのための協奏曲 ハ長調K２９９ 第２楽章（とくにハープが心

地よい）

・弦楽四重奏曲第2番 ニ長調K１５５、第12番 変ロ長調K１７２、第15番 ニ短調K４２１、第17番 変ロ長調K４５８「狩り」、第22番 変ロ長調K５８９「プロシャ王第2番」、第23番 ヘ長調K５９０「プロシャ王第3番」 第2楽章

・交響曲第25番 ト短調K１８３、第28番 ハ長調K２００、第29番 イ長調K２０１、第33番 変ロ長調K３１９、第34番 ハ長調K３３８、第35番 ニ長調K３８５ 第2楽章

・クラリネット協奏曲 イ長調K６２２ 第2楽章

・クラリネット五重奏曲 イ長調K５８１ 第2楽章

・ピアノ協奏曲第17番 ト長調K４５３ 第2楽章

・ピアノ協奏曲第20番 ニ短調K４６６、第21番 ハ長調K４６７、第23番 イ長調K４８８ 第2楽章

・セレナーデ第10番 変ロ長調K３６１「グラン・パルティータ」 第3楽章

聴きながら眠りについてもいいように、たとえばベッドのなかで聴くときには、テ

ンポ60程度の、いわゆるラルゲット（やや遅く）かアダージョ（ゆるやかに）の曲がいいでしょう。ただ、モーツァルトの曲はたとえテンポ120のアレグロ（速く）でも、そもそもテンポは一定で、音の大きさ的にもフォルテやピアノの差がなく、いわゆるデュナーミク（強弱の変化による表現のこと）は一定なので心地よく、決してせかされません。

【涙したいとき／哀しいとき／切ないとき】

- ヴァイオリンソナタ第28番 ホ短調K304 第1楽章（モーツァルトの母の死に際して作られたとも、アロイジアとの恋に破れて作られたともいわれています）
- 幻想曲 ニ短調K397
- ピアノ協奏曲第20番 ニ短調K466、第23番 イ長調K488（この2曲は私の大好きな曲であり、あのスターリンもお気に入りだったそうです）
- ピアノ協奏曲第24番 ハ短調K491
- ピアノソナタ第2番 へ長調K280 第2楽章
- ピアノソナタ第7番 ハ長調K309 第2楽章

・ピアノソナタ第8番 イ短調K310（この曲も母の死の頃に作られたといわれています。モーツァルトを愛する人でこの曲に惹かれない人はいません。後のベートーヴェンのソナタを感じさせ、「魂の嵐」と表現する人もいます）

【運命を受け入れたいとき】
・レクイエム ニ短調K626
・ミサ曲 ハ短調K427
・ピアノソナタ第8番 イ短調K310
・ピアノソナタ第13番 変ロ長調K333 第2楽章
・ピアノソナタ第17番 変ロ長調K570 第2楽章
・ヴァイオリンソナタ第34番 変ロ長調K378 第2楽章
・ピアノ四重奏曲第1番 ト短調K478（協奏曲を思わせる）

後半の5曲は先の2曲とは違って翳《かげ》りが少しでとどめられており、安定への道しるべになるという意味で、『レクイエム』か『ミサ曲 ハ短調』のいずれかを聴いた後に聴くと、納得して前へ進める気分になると思います。いい意味であきらめがつく曲です。

それぞれのシチュエーションに合った曲をご紹介しましたが、つい数が多くなってしまいました。正直なところ、これでも絞ったほうです。ただ聴いているだけで副交感神経がほどよく活性化される曲、免疫力アップのセラピーになる曲は、まだまだあります。

今は、レコードやCDを買わなくても、インターネットでいろいろな音楽を気軽に楽しめる時代ですから、リラックスできる音楽を提供するストリーミングサービスの「calmradio.com」などで聴いてもいいと思います。

この本の巻末に、改めておすすめの曲をリストにして紹介しているので、興味の向くままにいろいろな曲を聴いてみてください。

そして、とくにお気に入りの曲が見つかったら、レコードやCDを買って聴いてみると、やっぱり音質が違い、優しい音はより優しく、繊細な音はより繊細で、より楽しめると思います。さらにいえば、繰り返しになりますが、生の演奏は格別です。音楽療法も、もともとは生演奏を基本としていますので、機会を作って、ぜひ生演奏を聴いていただきたいと思います。

第5章

心と体のケアは「クラシック音楽」とともに

——運動・快食・快眠・快便とマインドフルネス

ここまで、クラシック音楽、とりわけモーツァルトの音楽がもつ効用について説明してきました。この章では、こうした音楽の効用を最大限にするための暮らしのポイントについてお話ししたいと思います。

大切なのは、運動・快食・快眠・快便・マインドフルネスの5つです。それぞれについて書かれた多くの書籍がありますので、ここでは、私がとくに大切だと考えているいくつかのことをお伝えします。

運動はラクで簡単なものがいい

まずは運動からお話ししましょう。

運動が大事ということは、疑いのない事実であり、みなさんもご存じのことだと思います。ただし、「筋肉をつけたい」「ダイエットをしたい」といった目的ではない限り、私は、マラソンはおすすめしません。

私のおすすめは、早歩きです。心身の健康を目的とするのなら、嫌気性運動（いわゆる無酸素運動のこと）ではなく、あくまでも好気性運動（有酸素運動）です。

「きつい」と感じるような運動は、嫌気性運動になってしまいます。運動中、体が少し慣れたところで脈拍を測ってみてください。

1分間の脈拍が「132－（年齢÷2）」となるくらいがちょうど良い好気性運動です。64歳の方であれば、「132－（64÷2）」で、1分間に100拍程度を目安にしましょう。

32歳の方なら、「132－（32÷2）」で、116拍が目安です。

これ以上脈拍が上がるような運動は、負担が強く、十分な酸素を取り入れられなくなり、嫌気性運動となってしまいます。激しい運動は、テストステロンという男性ホルモンを低下させることが報告されています。何より、心肺機能を落とすことになりかねません。

気持ちよく扁桃体を刺激する程度の運動がいいでしょう。

歩くことや、昔から行われているラジオ体操のような記憶にある運動、簡単な運動でいいのです。大脳皮質を使って高度な判断を求められるようなものはよくありません。

食事は腸を整え、免疫力も左右する

「腹八分目」とはよくいったものです。食事の基本は、やっぱり腹八分目。また、昔から「いい塩梅《あんばい》」ともいいますね。塩分の摂りすぎは高血圧につながりやすく、血管に負担をかけるので、やはりいい塩梅が大事です。

最近では、微量元素として亜鉛やマグネシウムなどの重要性が叫ばれています。こうしたミネラルが不足しないようにするためにも、野菜や魚介類、肉、豆類、海藻、果物などをバランスよく食べることは大事です。

いわゆる「おかず」を意識するということですね。主食となるごはんやパンといった炭水化物は、簡単にお腹を満たしてくれるので、つい食べ過ぎてしまいがちですが、炭水化物は控えめにしましょう。

そして、良質なたんぱく質を摂ることが必須です。動物性たんぱく質だけではなく、植物性たんぱく質も摂りましょう。植物性たんぱく質の代表が、豆類です。和食には、豆腐や大豆、納豆といった植物性たんぱく質の豊富な食品があります。意識的に毎日の食事に取り入れましょう。

それから、食物繊維も大事です。食物繊維は消化・吸収されないまま腸まで届き、腸内環境を整えたり、血糖値の上昇を抑えたりする効果が知られています。

さて、ここまでは、数多く出ている食事と健康に関する本のなかですでに書かれていることなので、詳しくは他の書籍に譲りましょう。私が最近気になっているのは、腸内細菌と免疫との関係です。

小腸、大腸には無数のバクテリアが棲《す》んでいます。いわゆる、腸内細菌のことです。そして、無数の腸内細菌の集まりのことを腸内細菌叢《さいきんそう》または腸内フローラといいます。

悪玉菌が多くなると、身体《からだ》のバランスが乱れてきます。じつは、この腸内細菌叢は、直接腸内に取り入れる食べ物だけではなく、脳とも関連しているのです。

まず、副交感神経である迷走神経は、腸にまで到達しています。クラシック音楽を聴いて副交感神経を活性化させることは、腸内を整えることにもつながるのです。

また、腸の内側を覆っている腸粘膜には、免疫物質の「ＩｇＡ」が存在し、消化・吸収において外界から悪い異物が侵入することを防いでいます。逆に、「多少の異物は受け入れるべきだ」という指令として免疫寛容も担っています。こうしたＩｇＡ抗体は、先に説明した自律神経の刺激で変化を受けることになります。

ですから、クラシック音楽を聴いて自律神経のバランスを整えることが、腸を介して免疫力を整えることにもつながるわけです。

睡眠の質が下がると免疫力も下がる

十分な睡眠も大切です。どのくらいが「十分」なのでしょうか。

6時間が少ないのは明らかです。7時間は必ず取りましょう。腰痛や睡眠時無呼吸といった問題がなければ、7~8時間の睡眠を取ってください。そして、できる限り、毎日同じ時間に寝て同じ時間に起きるようにすること。とくに22時から午前2時までの4時間は大切な睡眠時間（時刻）とされています。

寝ている間、枕が合わなかったり、姿勢や呼吸が不快であったりすれば、扁桃体が悪影響を受けます。良質な睡眠を大切にしましょう。

睡眠時無呼吸症候群（ＳＡＳ）という病名は、みなさんも聞いたことがあると思います。寝ている間に、幾度となく無呼吸状態に陥る病気です。この病気、じつはみなさんが思っている以上に、多くの人にみられます。

寝ている間にいびきをかく、何度も目が覚める、家族などに「呼吸が止まっている」と言われる、十分に睡眠を取ったはずなのに朝起きたときに疲れが残っている、昼間に強い眠気やだるさがある——といったことに思い当たる方は、一度、検査を受けることをおすすめします。

簡単なセンサーを指や体につけて一晩モニターしてもらってください。いびきがひどい、あるいは、脳梗塞や心筋梗塞、糖尿病、高血圧、慢性腎臓病といった病気をもつ方は、病院で検査をしてもらえます。

検査では、寝ている間の酸素飽和度（血液中にどの程度酸素が含まれているのかを示す指標）やいびき、鼻の空気の流れ、脈拍数といったさまざまな指標を自動的に測定します。１時間あたりの低酸素状態がわかり、検査を行ってみるとなんと１分も息が止まっていた、ということもあります。

じつは私自身も調べたところ、睡眠時無呼吸症候群でした。精密検査まで行い、どういう状態で呼吸状態が悪化するのかを調べたら、どうやら上向きでは悪化し、横向き、とくに右側を下にして眠っているときには改善していました。ですから、寝ている間の姿勢も大事なようです。

寝ている間に無呼吸状態に陥っているということは、睡眠中に交感神経が高まり、虚血状態になってしまうということ。心臓病や脳卒中といった命にかかわる病気のリスクを上げるほか、免疫細胞にも悪い影響を与えてしまいます。

免疫力の最大の敵が便秘

免疫力にとって、便秘は最大の敵です。「便秘くらい……」と思うかもしれませんが、便秘はぜひ治療しましょう。

脳を刺激するひとつの方法は、腸を刺激することだ、と第2章の冒頭でお伝えしました。便秘ということは、腸内に出るべき便がたまっているということです。腸の中に物があると、気持ちの良い刺激が大脳辺縁系に十分に届きません。ですから、いつも何かが入っているのではなく、空っぽの状態を一定のインターバルでつくることが肝心です。

ただし、便秘を治療するといっても、薬に頼る前にまずは食事内容と食べる時間を見直しましょう。野菜や発酵食品、海藻、ゴボウやブロッコリー、ニンジンなどの食物繊維の多い食品を摂っていますか？　また、食べる時間は、できるだけ一定にするほうが体のリズムがつくられやすく、便秘解消につながります。

もちろん、体を動かすことは便秘解消という意味でも大切です。運動不足で腹筋が衰えると、便を押し出す力も弱まります。朝食後、20～30分程度、早歩きなどを行って体を動かしましょう。忙しくてウォーキングの時間がとれない人は、せめて自宅でできるストレッチやスクワットを行う習慣をもちましょう。

そして、腸の運動を促すのも副交感神経です。交感神経ばかりが働いていると腸の運動が止まって便秘になりやすいので、クラシック音楽を聴いて副交感神経を刺激することは便秘解消にも役立ちます。

モーツァルトでマインドフルネス

大切な生活習慣の最後が、マインドフルネスです。

「病は気から」と昔からいいますが、これは本当です。不安や恐怖は、扁桃体を直接刺激します。そうすると、すでにお話ししたように、自律神経を介して全身に悪い影響が出てしまいます。

マインドフルネスとは、「今、ここ」に深く意識を向けることです。私たちは常に、はっきりとした対象のない不安にとらわれています。過去のことや未来のことをあれこれと考えて、過ぎ去ったことを悔やんだり、まだ来ぬこと（来るかもわからないこと）を心配したり、「今、ここ」ではないことに振り回されがちです。そうした雑念から一度離れて、今この瞬間に集中するのが、マインドフルネスです。

マインドフルネスは、スティーブ・ジョブズが実践していたこと、グーグル社が社内研修に取り入れたことなどをきっかけに有名になりましたが、もともとは仏教の教えから生まれたものです。仏教では「解脱《げだつ》」や「無我の境地」といった言葉で、これまで語られてきました。『善の研究』や『論理と生命』などで知られた哲学者・西田幾多郎は、存在する時間はすべて「今」だけだという考えを述べておられます。

過去は過去、くよくよせず、未来も「何とかなるさ」の気持ちで、今この瞬間、瞬間を生きよう、ということです。今を心穏やかに過ごせることが大切です。

このとき、ここに「ある（being）」だけではなく、やはり「動いている今（going）」と捉えましょう。しかし、注意を向けるのは、今この瞬間です。

こう書くことは簡単ですが、いざ実践しようとすると、つい過去のことや未来のことをあれこれ考えてしまうものです。そんなとき、暗くした室内で一人静かにモーツァルトの音楽を流せば、マインドフルネスな状態にもっていけると思います。モーツァルトだけではなく、ときには心を揺さぶるベートーヴェン（とくに緩徐楽章）のような、苦悩から喜びを表現する音楽もいいでしょう。

とくに寝る前に、クラシック音楽とともに、ぜひ実践していただきたいと思います。

以下に、私なりのマインドフルネスの実践方法をお伝えします。

【小林流・マインドフルネスの実践法】

①部屋を暗くする。

②リラックスした姿勢で座る。

③水・レモン水・炭酸水などを1杯、しっかり飲む。お好みでウイスキーを少しオン・ザ・ロックで。

④モーツァルトの曲を流す（単なるヒーリングミュージックでは免疫細胞や脳への良い効果は、必ずしも得られません）。音量は大きすぎず、静かすぎず、50デシベル程度に。ヘッドホンがあれば、なお良し。

⑤音楽を聴きながら、あれこれといろいろなことが思い浮かんだら、音に集中しましょう。それでも、「明日何時に起きようか」「明日はこれをしなければいけない」などと、つい思考モードに入ってしまうこともあるでしょう。そのときにはもう一度、音に注意を向けましょう。

およそ30分、ときには涙を流しながらマインドフルにモーツァルトの音楽を1曲聴けば、聴き終わったときには気持ちがすっきりとし、心が軽くなると思います。聴きながら眠ってしまってもかまいません。

マインドフルに過ごすための言葉

第1章で、仕事漬けの毎日のなかで不整脈が出た男性の例を紹介しました。この方は、医師のすすめで音楽療法としてクラシック音楽を毎日聴くようになったところ、不整脈も出なくなり、血圧も気持ちの面でも安定するようになったのですが、まさに音楽療法にマインドフルネスを組み合わせた結果だったのだと思います。

マインドフルネスは、何も特別なことではありません。私は、不安を抱えているような患者さんたちに、よく次のように伝えています。

何も求めなくていい。
あるがままで、ここにいるだけでいい。

それでいい。このままで。
何も考えなくていい。
このままで、自分を信じて、自分を大切に。

気にしない精神。
原点に立ち返る精神。
前へ向かう精神。
冷静になる精神。
これ即《すなわ》ち勇気と希望をもつことの大切さ。

こうしたことを、ぜひ自分に言い聞かせましょう。そして、一日1回夜寝る前に、一人になってモーツァルトやバッハを。時に、心をかき乱したいときにはベートーヴェンやブラームス、マーラーなど、クラシック音楽を聴きながら目を瞑ってください。

朝の15分が体を良い方向に導く

朝の迎え方も大事です。

まず、アラームでは起きないようにすること。寝ているところに急にベルや鋭い電子音が鳴ると、一気に交感神経を刺激してしまいます。「嫌だ」「不快だ」という記憶を、扁桃体を介して、脳に残してしまうのです。

アラームの代わりに、モーツァルトの音楽が流れるようにセットしておきましょう。

そして、朝起きたらまずカーテンを開けて自然光を入れてください。光を浴びることで体内時計がリセットされ、体が一日のリズムを刻みはじめます。

次に、皮膚を刺激しましょう。ベッドに座って、両手で輪っかを作って、まず右足のふくらはぎを挟みます。そのまま、膝関節の少し上まで動かし、またふくらはぎのほうに下げていきます。そうやって、上下に2〜3回動かしましょう。右足が終わったら、次は左足を両手で挟んで、同じように上下に2〜3回動かします。

そうすると、皮膚を通してシグナルが脳に伝わります。同時に、足の血流が良くなり、皮膚が温かくなって刺激が脳に伝わりやすくなります。また、足の血管が詰まって足先への血流が滞ってしまう「足梗塞（末梢《まっしょう》動脈疾患）」の予防にもなります。

さて、立ち上がったら、トイレに行くとともにうがいをしましょう。歯を磨くのではありません。まずは口腔《こうくう》内の清掃です。寝ている間に口腔内は乾燥し、多くの菌が増殖しています。朝起きたときには、相当数の菌が口の中にいるので、うがいをして菌を落としましょう。

そして、血圧測定です。就寝時と起床時の血圧測定が大切であることは、ご存じでしょうか。どちらも座った状態で少し安静にしてから測りましょう。

モーツァルトの音楽で目を覚まし、光を浴びて、皮膚を刺激し、口をゆすぎ、血圧を測る。ここまでで、ざっと15分ほどかと思います。この朝の15分が体を良い方向に導いてくれます。この間、ずっとモーツァルトが流れているというわけです。

それから、朝食をとって、そして早歩きという順番です。

そうすれば、必ず快便となるでしょう。朝は時間がない人が多いかもしれません。でも、たった15分の習慣で、一日を良い方向にもっていくことができます。ぜひ明日の朝から、〝15分の習慣〟を取り入れてください。

第6章

音楽と人生——私たちはどう生きるのか

音楽と医学はとても近いものだった

「音楽は人々の救いのために響き交わり無上の喜びに至るように悪魔の企てを退ける」

これは、12世紀に活動した、ドイツの医師で生物学者、女子修道院の院長でもあったヒルデガルト・フォン・ビンゲンの言葉です。

また、浦久俊彦氏の著した『138億年の音楽史』（講談社現代新書）の中で、音楽は次のように言及されています。

音楽はもともと神のものであり、数の学問でした。ピタゴラスは響きを科学し、弦を張って真ん中で真っ二つに短くすると振動が倍になってオクターブ上の音になり、弦の長さを2対3にすると完全5度の協和音になり、3対4にすると完全4度の協和音になることを発見しました。そして、ケプラーは宇宙空間の調和を公転周期などとともに明らかにしました。

グレゴリオ聖歌で知られる最古の音楽学校「スコラ・カントルム」で教えていた音楽とは、こうした知識としての教会音楽でした。

同時に、医学が未発達だったこの頃、医師になろうとするものは、算術・幾何学・天文学とともに音楽を学んでいました。医学と音楽は、とても近いものだったのです。

さらに歴史をさかのぼるなら、医学の祖アスクレピオスは「常に穏やかな」という意味の名をもち、世界で初めて帝王切開で生まれたとされていますが、その父アポロンは知性と文化の神であり、音楽を通して人々の病を癒やしたとされています。

また、医学部の学生が必ず学ぶ医の倫理などを教えた「ヒポクラテスの誓い」に出てくるヒポクラテスは、アスクレピオスの子孫にあたります。

その後、17世紀になると、クラウディオ・モンテヴェルディが音楽の世界で、ルーベンスが絵の世界で活躍し、そして医学の世界ではウィリアム・ハーヴェイが血液は循環していることを発見しました。この頃、精神と身体は異質なものであるという心身二元論を提唱した哲学者デカルトが登場し、精神と肉体を分けて考える、今日の合理的な医学体系に影響を及ぼしました。

しかし、今日では科学至上主義といいますか、何かというとエビデンスを優先する考えが極端になってきています。エビデンスの陰にどのようなお一人おひとりの生き方があるかなどは、数字には表れません。

医学は人間のためのものです。人間は人間に感動するものであり、精神の品性が大切だと、作家の曽野綾子さんはおっしゃっています。

私は、プロローグでも書いたように、音楽で人を救えると思っています。医師でもどうにもならないとき、流れる音楽が人に勇気と希望、そして安らぎを与えてくれることを知っているからです。音楽をはじめとしたリベラルアーツがなくなれば、私たちは人として生きる大きな原動力を失うことになります。

ところが、未知のウイルスである新型コロナウイルス感染症が流行し、いったんは、音楽をはじめ、観劇やスポーツ観戦など生の文化・芸術にふれる機会が閉ざされ、人と会うことさえも制限されました。そして今、「ウィズコロナ」「アフターコロナ」といった言葉とともに、社会のあり方、一人ひとりの生き方が問われています。

この章では、私たちは何のために生きるのか、お金では得られない無上の幸せを得られているのかということを考えていきたいと思います。

コロナ禍では扁桃体が絶えず働いていた

２０１９年12月に中国・武漢で発生した新型コロナウイルスの感染は世界的に広がり、２０２０年10月10日の時点で全世界の感染者数は３６６０万人を上回り、死者数も１０６万人を超えました。当初、ここまでのパンデミック（世界的流行）になるとは、正直なところ、思ってもいませんでした。

いったいいつまで続くのか、もし自分がかかったらどうなるのか、家族がかかったらどうなるのか、大切な結婚式は行えるのか、出産はどうなるのか、収入が減るなか生活はどうなるのか——。出口が見えないなか、たくさんの不安と恐怖が国民全員にもたらされました。

具体的な心配事はともかく、どんなに考えても答えの出ない不安は、どうしようもなく心を暗くします。

こういうとき、第2章で説明したように大脳辺縁系の扁桃体が絶えず働いているわけです。この刺激が自律神経、とくに交感神経を介して免疫力を低下させてしまいます。さらに扁桃体が乱れると、ふだんにはない行動や気持ちが出てきます。そして判断力も鈍ってしまいます。

どうでしょうか? 不安からはじまって扁桃体の乱れ、自律神経のアンバランス、そして免疫力低下とつながっていくことがわかっていただけたでしょうか?

まさに、「病は気から」です。

こうしたときには、繰り返しになりますが、静かに目を閉じてモーツァルトなどのクラシック音楽を聴くことです。先ほどのヒルデガルト・フォン・ビンゲンの言葉を借りるなら、音楽は新型コロナウイルスという悪魔も退けてくれるでしょう。

なぜ日本人は無症状・軽症が多かったのか——高い自然免疫力

２０２０年夏に迎えた第2波では新型コロナウイルス感染症の陽性者数は増えましたが、第1波のときに比べて死亡者数や重症者数は圧倒的に減りました。さまざまな原因が指摘されていますが、ここでは免疫という観点から考えてみましょう。

すでに説明しましたが、免疫には自然免疫と獲得免疫があります。体へのダメージの程度が大きいと、B細胞やT細胞などがしっかり働いてIgG抗体などができ、ウイルスと闘います。これが、獲得免疫です。ただ、その前にはNK細胞や樹状細胞、マクロファージなどが担う自然免疫系が働き、うまくヒットすればウイルスの数や力を減らし、やっつけてくれます。

ですから、無症状や軽症の人が多いのはつまり、自然免疫力が高い人が多く、大事に至る前にウイルスをやっつけてくれているということではないでしょうか。

とくにアジア人は、結核感染を防ぐためにBCGを打っていますが、これはT細胞の機能をアップすることが知られています。国民皆保険で、大多数の人（皆保険であっても、貧困等の問題で保険証を持てない人々はいます）がすぐに医療機関にかかれ、母子手帳が交付されて予防接種や乳幼児健診などの状況を記録することができる日本人はラッキーなのです。おまけに、栄養も十分に摂れ、ストレスを発散できる楽しいことも自分自身が見つけようと思えば何かとあるので、本来は自然免疫力が高いはずです。

さらに、人に感染するコロナウイルスとしては、一般的に「風邪」と呼ばれる4種類のコロナウイルスと、SARS（重症急性呼吸器症候群）、MERS（中東呼吸器症候群）が知られていて、今回の新型コロナウイルスは7番目のコロナウイルスです。日本人は風邪と呼ばれている4種類のコロナウイルスのいくつかに一度や二度はかかっている人が多いので、一部の性状を同じくする新型コロナウイルスにも役立つ「交差免疫」がすでにメモリーされている、とも考えられます。

いずれにしても、新型コロナウイルスに対する専用の免疫を獲得する前に、ふだんから働いてくれる自然免疫の力をアップさせることがいかに大切か、ということです。密閉・密集・密接という三密を避け、長時間多くの唾液が飛び散るような場所や行動を避ければ、日常の活動はできるはずです。

非常時こそ、クラシック音楽の力が必要

新型コロナウイルス感染症が流行しはじめたとき、私の勤める病院ではいち早く陽性患者さんを受け入れ治療するとともに、院内ですぐにＰＣＲ検査ができる態勢を整えました。そのなかで職員に対して常に言ってきたのは、「冷静に粛々と準備しましょう。できることはひとつでも多く、一日でも早くやるように。まずは態勢づくりを早めにやっておきましょう」ということです。

みなさんもよく覚えていらっしゃると思いますが、その後、都内を中心に混乱を招き、緊急事態宣言が出され、大きなストレスが多くの国民にもたらされることになりました。

私たちの病院では、幸い5月の連休もとくに混乱に陥ることはなく、冷静に一定の態勢のもとで迎えることができました。ただ、残念ながら、コンサートホールはロックされ、生の音楽とは断絶されました。

こういうときこそクラシック音楽が、それも生の音楽が必要なのに――。

私は、心の中でそう叫んでいました。

もちろん、予防措置は重要です。300人入る施設ならば100人で、そして入退場やお手洗いは順番に統制を取って行うなど、しっかりと三密を避ける工夫が必要であることはいうまでもありません。

しかしクラシック音楽のコンサートは、ロックのライブのように歓声を上げたり一緒に歌ったりするわけではなく、静かに座って聴くわけですから、必要な措置を取りながらであれば不可能ではなかったはずです。にもかかわらず、非常事態宣言中はクラシック音楽のコンサートでさえ、論外でした。

一方で、ドイツのメルケル首相は「文化・芸術はわれわれの生命維持装置だ」と明言されました。音楽家のみなさんも「クラシック音楽は不要なのか？　私たちは不要不急なのか？　私たちの存在意義は？」と、心の中で叫んでおられたと思います。

そして、コンサートが延期・中止されるなかでも、オンラインでコンサートを配信するなど、多くの国民に素晴らしいクラシック音楽を届けようと努力されていました。音楽家は演奏してこそ音楽家だ、というプライドを感じました。

幸い、今の時代にはYouTubeやCDがあります。スマートフォン一つあれば、世界中の音楽が聴ける時代です。そよ風にあたって青い空を見上げながら聴く音楽もいいでしょう。月夜にグラスを傾けながら静かに聴くクラシック音楽も素晴らしいでしょう。

私は、新型コロナウイルスによる肺炎治療の前線に立っていました。新たな患者さんを受け入れ、PCR検査結果が出るたびに、毎回一喜一憂していました。

そうしたなか、ふとした瞬間に聞こえる音、風の音や波の音、それから太陽の光、星空などにどれほどほっとしたことでしょうか。そして、自宅に戻って聴くクラシック音楽は、私にとって心を癒やすサプリメントであり、明日への活力をくれるフレッシュジュースでした。わずか10分や20分のリフレッシュでしたが、私にとってかけがえのない時間でした。

生きている限り死は訪れる。だから「今」が大事

行動が大幅に制限され、多くの国民が不安と不自由をともに経験した今こそ、生きる目的を皆で考えるときではないでしょうか。

ユーミンの『あの日にかえりたい』という歌がありますが、「ウィズコロナ」「アフターコロナ」時代に生きる私たちは、あの日に帰るのではなく、新たな生き方や社会を考えるべきでしょう。どんな暮らしをしたいのか、本当の幸せとは何か——。どんなに疲れていても、夜が訪れれば屋根のある家で眠ることができる、こんな当たり前のことがいかに幸せか、かみしめています。

誰にでも運命はあります。医師として40年働くなかで、多くの患者さんに接してきました。死への不安や恐怖を口にされる患者さんもたくさんおられました。患者さんたちの声に耳を傾けるなかで、「苦痛がある」「死後の世界がわからない」「遺していく人が心配」といった不安が湧き上がってくることを教えてもらいました。

「生あるものは必ず滅す」という言葉どおり、人は必ず死にます。

こう書くと、悲観的に思われるかもしれませんが、そうではなく、だからこそ、今この瞬間を精一杯、そして気持ちよく生きたいと、私は思っています。こうした運命を受け入れるときに聴いていただきたいのが、ベートーヴェンです。とくにテンポの緩やかな緩徐楽章と呼ばれるソナタや交響曲の第2楽章、第3楽章を聴いていると、思わず涙が出てきます。

そして、「毎日生きているのが奇跡と思えばいい」というような気持ちで、一日一日に感謝をしながらあるがままに生きることで、不安は和らぐのではないでしょうか。

何度もお伝えしてきたように、「今」に注意を向けるということです。

「今流れているこの音楽」「今いるこの家」、そこにもしも大切な家族やパートナー、友人がいたとしたら、いうことはありません。

音楽の力がもっと社会で活用されたなら

私は、科学技術の進歩だけではなく、精神の進歩が真に人類を成長させると考えています。医療においても、科学と精神のバランスが重要で、薬や手術に頼ってばかりではいけないのではないか、と思っています。

「健康」と「病」とはクリアに分けられるものではなく、グラデーションのように続いていて、その間に「未病」という状態があります。いかに未病を早くとらえて病に至らせないかが大切で、健康増進をふだんから図る努力が必要です。

未病を治し、健康増進を図るためにまず必要なものは、薬ではありません。栄養バランスや運動習慣への配慮がよく挙げられますが、私は、これにクラシック音楽を加えるべきだと思っています。

たとえば、クラシック音楽を聴くことでストレスが軽減されれば、うつ病予防、自殺の予防になります。オフィスでもクラシック音楽を流せば、アクティブな時間にふと聞こえてくる音にほんのひとときを集中することで、心身のリフレッシュになり、脳の血流もよくなり、いいアイデアが浮かんできたりするでしょう。自分を見つめ直すことにつながるという意味では、刑務所での利用も有効だと思います。

また、聴くだけではなく、歌う、演奏するという能動的な音楽も大切です。歌えば、咽頭挙上筋群が鍛えられ、誤嚥《ごえん》性肺炎の予防になります。音楽に合わせてリズムをとったり一緒に歌ったりすることは、認知症の予防にもつながります。ですから、こうした音楽の活用を介護施設などでも、もっとすすめるべきです。

病院でも、たとえば私が専門とする腎臓内科の患者さんの場合、週3回、4時間かけて透析を受けている方がたくさんいらっしゃいます。このときに、静かに大人しく治療を受けるのではなく、音楽を聴くとか、隣の人との会話を楽しむとか、楽しみがあるほうがいいでしょう。すでに紹介したとおり、「笑い」も、全身をパトロールしているNK細胞を活性化し、免疫力を上げることがわかっています。

薬一辺倒の医療では不十分であり、クラシック音楽をはじめ、笑いやヨガ、気功といったさまざまなオルタナティブ・メディスン（代替医療）がもっと医療現場に入ってくる必要があると思っています。

やはり人間は人間に感動するものであり、それが、社会全体が幸せになるコツだからです。

こうした考えで、私は、20年前、音楽のもつ大きな力を明日への勇気と希望に変え、「たとえ病に倒れても前向きに生きていこう」を合言葉に、神奈川県・湘南地区に「癒しの医療を考える会」というものを立ち上げました。現代の先進的な医療とあたたかな癒やしの医療の両立を掲げて、医療者と患者さんが一体となり病気を克服していくために、春はオーケストラによる「癒しのクラシックコンサート」を、秋は室内楽による「身体にいい音楽会」を開催しています。

演奏に加えて、内科医である私が作曲家の病と音楽についての講演を行うというスタイルで、とても好評を得ています。

音楽は、あらゆる知恵や哲学より高度な啓示である

ところで、「パナケイア」という女神をご存じでしょうか。ギリシャ神話に出てくる医神アスクレピオスの次女で、すべてを治す女神とされています。ちなみに、英語の「panacea」は万能薬を意味するようになりました。長女はヒュゲイアと呼ばれ、こちらは予防の女神で、公衆衛生学を意味する「hygiene」の元になっている言葉です。

父アスクレピオスは、ヒュゲイアとパナケイアという2人の子どもたちに、一生涯お互いに手を取り合って仲良くすることを教えたとされています。我々の医療も、身体を治す、病気を治すだけではなく、予防から心の問題までを含んだすべてを治療していかなければならないとの教えを伝えてくれているように感じます。

思いやりと共感に満ちた、あたたかな癒やす医療は、組織の肥大化や医療改革に伴って、運営効率を上げなければならなくなった今こそ、本当に必要です。患者さんの目を見て話すこと、身体にふれること、注意深く選んだ言葉による心地よさや安心感の提供といったところから、医療ははじまっています。

一方で、患者さんには「今」をあるがままに受け入れ、そのときにできる生活改善や治療をしっかり行ったうえで、勇気と希望をもって明日に向かって生きていっていただきたいと思います。明日は明日、過去は過去でいいのだという考え方を忘れずに、毎日よい音楽を聴いて、気持ちだけではなく、自律神経を介して心肺機能も整え、そして免疫力を高めていきましょう。

最後に、偉大な音楽家や文学者たちが音楽をどう表現しているのか、ご紹介しましょう。

音楽とは音のする空気（ブゾーニ）
音楽は何かにならないが何かは音楽になる（チェリビダッケ）
音楽は時間を目覚めさせる（トーマス・マン）
文化は人々の出会いを促し、人々の間の距離を縮める（バレンボイム）
音楽は知性・感情・気質の完璧なバランスを必要とする（バレンボイム）
曲の最初の音を演奏しようとするとき、内なる耳で曲の最後の音を聴け（バレンボイム）
音楽はあらゆる知恵や哲学より高度な啓示である（ベートーヴェン）

偉大なる芸術家たちの言葉のあとに恐縮ですが、私は、音楽をはじめとした芸術は自己表現ではなく「世界表現」だと思います。

ミケランジェリの弾くショパンの『ピアノソナタ第2番 変ロ短調Op35』の第3楽章「葬送行進曲」を聴くと、ただ悲しげにうなだれ、しょぼくれて歩くのみではなく、たとえ死が訪れてもそこに何かの未来があるように感じます。そして曲の後半になると、ベートーヴェンの緩徐楽章のように、「それでいいんだ、あなたの人生はそれでよかったんだ」と慰めてくれているような気がします。

音楽表現には、「lamentoso（ラメントーソ：悲しげに）」「leggiero（レッジェーロ：軽快に、軽く優美に）」「giocoso（ジョコーソ：陽気に、楽しげに）」「serioso（セリオーソ：厳粛に、真面目に）」「risoluto（リゾルート：決然と）」といったいくつもの言葉が楽譜に出てきます。

こうしたことを作曲家は演奏家に表してもらいたかったのです。

人間のもつ感情の表現には、言葉よりも音楽のほうがはるかにふさわしいといわれることがよくわかります。演奏者がこの記譜を見て流れを感じて演奏する。しかし、その演奏はさまざまであり、好き・嫌いができます。ですから、演奏家の違いも頭に入れていただき、そのときに聴いた音楽を単純に好き・嫌い、上手《うま》い・下手などと判断せずに、ぜひ何人かの演奏家のものを聴いてほしいと思います。

エピローグ——医学と音楽の共通点

私は、医師として患者さんに向き合い、病院の院長代行として患者さんにやさしい病院づくりをめざしているほか、3年前より音楽大学の客員教授として、音楽療法士をめざす学生さんたちに医療について教えています。

医師と音楽家には多くの共通点があることを感じます。まず、どちらも人に喜びと安心感を与える職業であり、人を癒やす職業であるということです。

医療は命さえ救えればいいというものではありません。救命に必死でそれ以外は考慮している場合ではないような場面も多々ありますが、患者さんに安心してもらえて初めて価値があります。

音楽も、「どうだ、うまいだろう。聴いてみろ」というような演奏は感心できません。哲学者のデカルトは、著書『音楽提要』で、音楽の目的は感情を心地よくすることだと述べています。

また、医療も音楽も解釈はいろいろあっていいはずですが、必ずその前提となる規則があることも同じです。

まず、救命には「ABC」というものがあります。Aは「Air」、Bは「Breathing」、Cは「Circulation」で、気道を確保し、肺に空気を入れて、循環を確保することからはじまり、感染症に対する抗生剤の使い方、脱水や電解質異常の患者さんに対する輸液の方法、ステロイドの使い方など、守るべき基本があります。

そうした何百何千とある基本を医学部の6年間で徹底的に教わり、段階的に進級試験にパスしながら、最終的には学内卒業試験にパスし、医師国家試験にもパスしてようやく医師になれます。卒業試験では、内科、外科、産婦人科、小児科、皮膚科、泌尿器科、脳外科、整形外科、眼科、耳鼻科、精神科、公衆衛生学など、10教科以上の試験にパスしなければいけません。

さらに、「禁忌」といって、絶対にやってはいけないことをやらない大切さも教わります。国家試験でも、禁忌肢といって、他がどんなに正解していてもこれが間違っていたら不合格という問題もあるのです。

作曲にも、守るべきルールがあるそうです。「こういうハーモニーなら、普通はこう続くはず」という基本があると聞きます。とくに長い歴史の中で受け継がれてきたクラシック音楽は、響きや調和を求め、人々の生き方（哲学）に影響を与えてきました。だからこそ、ポップスやロックではなく、クラシック音楽なのです。

ただ、モーツァルトのように、基本をあえて崩し、予想外の効果を狙う場合もあります。それもまた、良いアクセントとなります。

そして、医師も音楽家も、一生涯勉強です。

医学は完全ではありません。多くは経験によって成り立っています。わずか5年で、正しかったものがひっくり返ることも珍しくありません。

音楽家も、たった一音、納得できる音を出すために、とことん練習します。その間には、人間としての成長も欠かせません。医師も音楽家も、少しでも納得のいくように、一生をかけて自分を高めていかなければなりません。

医療は、先ほども述べたように、医学という普遍の規則の上に成り立っています。

真実はひとつですが、何が真実であるか不明であることが多いのも、また事実です。

したがって、医療には「私の医療」があっていい、と思っています。同じ病気を診るうえで、私の医療と、別の医師の医療が違うこともあるでしょうし、そうであってもいいのではないでしょうか。

もちろん、一つの医学の上に則《のっと》って行う必要はあります。いわゆるガイドラインやエビデンスといったものです。けれど、そのエビデンスは、1万人の患者さんを集めたときに、最大公約数的な平均の治療がどうであったかを推計し、その方法に意味があったかどうかを判断するものであり、そのなかにはその方法が役に立った人も役に立たなかった人も含まれていることを忘れてはいけません。

エビデンスは重要ですが、万人の患者さんのためのものではなく、目の前の患者さんには適応できないかもしれないということを常に心に留めておく必要があります。

私たち医師は、生身の一人ひとりを診ています。家庭環境も違う、仕事も生き方も、何より死生観が違う、一人ひとりに向き合う医療が大切です。

この本では、クラシック音楽がもつ力を健康や医療に活かすということをお伝えしてきました。音楽療法は、スキャニングスピーチといって言葉が不自然に途切れてしまう言語障害をもつパーキンソン症候群の患者さんがリハビリとして歌を歌ったり、発達障害の子どもがリズムを取ったり歌を歌ったりすることでコミュニケーションや社会性を育んだりといった形で、実際に治療（とくにリハビリテーション）の一環として活用されています。

また、この本で主に伝えてきたように、受動的音楽療法として音楽を聴くことで痛みが和らぐ、不安が和らぐ、うつが改善される、血流がよくなる、自然免疫力が上がるといった効果もだんだん注目されてきています。そのエビデンスも集まりつつありますが、対象人数が少ないなどエビデンスレベルはまだ十分ではないため、一般の診療のなかで音楽療法が十分に活かされているかというと、正直なところ、まだまだこれからです。

また、音楽療法に診療報酬が認められていないという現実的な問題もあります。

たとえば、慢性的な痛みがある患者さん、あるいは血圧が高めの患者さんに対して、医師が薬を出す代わりに、クラシック音楽を聴くことの効能をいくら説明しても、報酬にはなりません。なおかつ、薬を処方するのに比べて、音楽の効能を説明するのにはどうしても時間がかかります。

そうしたことが現実的なハードルにはなっていますが、一般診療のなかで音楽療法を取り入れている医師も少しずつですが増えています。そして、第1章で紹介した患者さんたちのように、音楽療法としてクラシック音楽を聴きはじめたことで、症状が緩和した、人生が好転したという方は決して少なくないことも事実です。

すでに述べたように、私は、未病対策や生活習慣病の予防・改善策として、食事と運動とともに、クラシック音楽を加えるべきだと考えています。

そして、そのことをより多くの方、とりわけ医療者に知っていただきたいと思っています。また、音楽というものは心身に働きかけてくれるものであり、ただ「心地よい」「美しい」「楽しい」だけのものではなく（それだけでも十分に価値があるのですが）、さらに薬にも匹敵するような心身の健康をもたらしてくれるパワーを秘めたものであることを、音楽家の方々にもぜひ知っていただきたいと願っています。

最後に、副交感神経の活性化、免疫力を鍛えるうえでおすすめの曲をリストにして改めてご紹介します。それぞれ全楽章を聴いていただきたいのですが、とくに聴いていただきたい楽章があるものは、それも記載しておきました。記載のないものは、ぜひ全楽章を聴いていただきたいものです。

二〇二〇年十月二十二日

鎌倉にて　小林修三

副交感神経の活性化・免疫力を鍛える!

おすすめリスト 130曲

楽章の明記があるもの→とくにその楽章を聴いてほしいもの
楽章の明記がないもの→ぜひ全楽章、聴いてほしいもの

※リストのMemo欄は、聴いたときの印象を5段階（例えば、5：最高　4：良かった　3：普通　2：一部分良かった　1：好きになれそうにない）で付けてみたり、聴いた曲にチェックを入れていったり、聴く日を書き込むスケジュール表に使ったりと、自由な楽しみ方でご活用ください。

◎ モーツァルト(1756-1791)

	楽曲名	Memo
1	交響曲第25番 ト短調K183	
2	交響曲第28番 ハ長調K200	
3	交響曲第29番 イ長調K201	
4	交響曲第33番 変ロ長調K319	
5	交響曲第34番 ハ長調K338	
6	交響曲第35番 ニ長調K385　第2楽章	
7	交響曲第38番 ニ長調K504「プラハ」　第3楽章	
8	交響曲第39番 変ホ長調K543　第2楽章	
9	交響曲第40番 ト短調K550　第1楽章	
10	交響曲第41番 ハ長調K551「ジュピター」	
11	セレナーデ第7番 ニ長調K250「ハフナー」 第4楽章	
12	セレナーデ第13番 ト長調K525 「アイネ・クライネ・ナハトムジーク」	
13	ディヴェルティメント ニ長調K136　第1楽章	
14	ディヴェルティメント ヘ長調K138	
15	ディヴェルティメント第15番 変ロ長調K287	

	楽曲名	Memo
16	ディヴェルティメント第17番 ニ長調K334 第3楽章	
17	ピアノ協奏曲第9番 変ホ長調K271「ジュノム」 第1楽章	
18	ピアノ協奏曲第17番 ト長調K453	
19	ピアノ協奏曲第20番 ニ短調K466 (ベートーヴェンが感激した曲)	
20	ピアノ協奏曲第21番 ハ長調K467	
21	ピアノ協奏曲第23番 イ長調K488	
22	ピアノ協奏曲第24番 ハ短調K491 (ベートーヴェンが感激した曲)	
23	ピアノ協奏曲第26番 ニ長調K537「戴冠式」	
24	ピアノ協奏曲第27番 変ロ長調K595	
25	フルートとハープのための協奏曲 ハ長調K299 第2楽章	
26	ヴァイオリンとビオラのための協奏交響曲 変ホ長調K364	
27	フルート協奏曲第1番 ト長調K313	
28	フルート協奏曲第2番 ニ長調K314　第1楽章	
29	ファゴット協奏曲 変ロ長調K191　第1楽章	
30	クラリネット協奏曲 イ長調K622	
31	クラリネット五重奏曲 イ長調K581　第2楽章	
32	フルート四重奏曲第1番 ニ長調K285　第1楽章	
33	オーボエ四重奏曲 ヘ長調K370　第3楽章	
34	弦楽五重奏曲第3番 ハ長調K515	
35	弦楽五重奏曲第4番 ト短調K516 (「モオツァルトのかなしさは疾走する。涙は追いつけない」 〈小林秀雄の評論「モオツァルト」より〉)	
36	弦楽四重奏曲第2番 ニ長調K155	
37	弦楽四重奏曲第12番 変ロ長調K172	
38	弦楽四重奏曲第14番 ト長調K387「春」 第1楽章	

	楽曲名	Memo
39	弦楽四重奏曲第15番 ニ短調K421	
40	弦楽四重奏曲第17番 変ロ長調K458「狩り」 第1楽章	
41	弦楽四重奏曲第22番 変ロ長調K589 「プロシャ王第2番」	
42	弦楽四重奏曲第23番 ヘ長調K590 「プロシャ王第3番」 第2楽章	
43	ヴァイオリンソナタ第28番 ホ短調K304	
44	ヴァイオリンソナタ第32番 ヘ長調K376	
45	ヴァイオリンソナタ第34番 変ロ長調K378	
46	ヴァイオリンソナタ第40番 変ロ長調K454 第1楽章	
47	ピアノソナタ第2番 ヘ長調K280 第2楽章	
48	ピアノソナタ第3番 変ロ長調K281 第2楽章	
49	ピアノソナタ第4番 変ホ長調K282 第1楽章	
50	ピアノソナタ第5番ト長調K283 第1楽章〜第3楽章	
51	ピアノソナタ第6番 ニ長調K284 第2楽章	
52	ピアノソナタ第8番 イ短調K310	
53	ピアノソナタ第10番 ハ長調K330 第1楽章	
54	ピアノソナタ第11番 イ長調K331 第3楽章	
55	ピアノソナタ第15番 ハ長調K545	
56	幻想曲 ニ短調K397	
57	歌曲「すみれ」ト長調K476	
58	歌曲「春への憧れ」ヘ長調K596	
59	ミサ曲 ハ短調K427より「ラウダームス・テ」	
60	レクイエム ニ短調K626	
61	アヴェ・ヴェルム・コルプス ニ長調K618	

【モーツァルト以外】

楽曲名		Memo

◎ ダウランド(1563-1626)

62	涙のパヴァーヌ(楽器リュートを用いた曲)	

◎ パッヘルベル(1653-1706)

63	カノン	

◎ ヴィターリ(1663-1745)

64	シャコンヌ	

◎ ペッツォルト(1677-1733)

65	アンナ・マグダレーナ・バッハの音楽帳 BWV Anh115	

◎ バッハ(1685-1750)

66	カンタータBWV169	
67	イタリア協奏曲 ニ短調BWV974　第2楽章	
68	ブランデンブルク協奏曲第3番 ト長調 BWV1048　第1楽章	
69	ブランデンブルク協奏曲第6番 変ロ長調 BWV1051　第1楽章	
70	カンタータ第147番BWV1047より 「主よ人の望みの喜びよ」	
71	無伴奏ヴァイオリンソナタ第1番 ト短調 BWV1001	
72	無伴奏ヴァイオリンパルティータ第2番 ニ短調 BWV1004より第5楽章「シャコンヌ」	
73	無伴奏チェロソナタ第1番 ト長調BWV1007	
74	グノー編曲　アヴェ・マリア	

◎ ヘンデル(1685-1759)

75	水上の音楽	

楽曲名		Memo

◎ **シルビウス・ワイス**(1687-1750)

76	シャコンヌ ト短調(楽器リュートを用いた静かな曲)	

◎ **バルバストル**(1724-1799)

77	ロマンス	

◎ **ベートーヴェン**(1770-1827)

78	ピアノ協奏曲第3番 ハ短調Op37　第2楽章	
79	ピアノ協奏曲第4番 ト長調Op58　第2楽章	
80	ピアノ協奏曲第5番 変ホ長調Op73　第2楽章	
81	ピアノソナタ第8番 ハ短調Op13「悲愴」 第2楽章	
82	ピアノソナタ第31番 変イ長調Op110	
83	ピアノソナタ第32番 ハ短調Op111	
84	交響曲第6番 ヘ長調Op68「田園」	
85	交響曲第7番 イ短調Op92　第2楽章	
86	交響曲第8番 ヘ長調Op93	
87	交響曲第9番 ニ短調Op125	
88	ヴァイオリン協奏曲 ニ長調Op61 (ヴァイオリン協奏曲は、この1曲しかない)	
89	弦楽四重奏曲第7番 ヘ長調Op59-1 「ラズモフスキー第1番」　第3楽章	

◎ **シューベルト**(1797-1828)

90	弦楽四重奏曲第13番 イ短調D804 「ロザムンデ」	
91	ピアノソナタ第20番 イ長調D959　第2楽章 (ここまで哀しいか。どこか日本の演歌を思わせるところがある。シュナーベルの演奏はYouTubeで聴ける。ベスト!)	
92	4手のための幻想曲 ヘ短調Op103	

◎ **メンデルスゾーン**(1809-1847)

93	無言歌集 第1巻〜第8巻(各巻6曲、合計48曲)	

楽曲名		Memo

◎ **ショパン**(1810-1849)

94	チェロソナタ ト短調Op65	
95	ワルツ第7番 嬰ハ短調Op64-2	
96	ピアノ協奏曲第1番 ホ短調Op11	
97	12の練習曲Op10-3 ホ長調「別れの曲」	
98	前奏曲第15番 変ニ長調Op28-15「雨だれ」	

◎ **シューマン**(1810-1856)

99	ピアノ三重奏曲第1番 ニ短調Op63　第3楽章	

◎ **リスト**(1811-1886)

100	コンソレーション第3番 変ニ長調S172-3	
101	3つの演奏会用練習曲より第3曲「ため息」	

◎ **ブルックナー**(1824-1896)

102	交響曲第8番 ハ短調　第3楽章	

◎ **ブラームス**(1833-1897)

103	6つの小品Op118-2 間奏曲 イ長調	
104	ワルツ第15番 変イ長調Op39-15	
105	ピアノ協奏曲第1番 ニ短調Op15　第2楽章	
106	クラリネット五重奏曲 ロ短調Op115	
107	交響曲第3番 ヘ長調Op90　第3楽章	

◎ **チャイコフスキー**(1840-1893)

108	弦楽セレナーデ ハ長調Op48	
109	白鳥の湖より「情景」「ワルツ」	

◎ **ドヴォルザーク**(1841-1904)

110	弦楽セレナーデ ホ長調Op22	
111	交響曲第1番 ハ短調Op3　第1楽章	
112	交響曲第8番 ト長調Op88	

楽曲名		Memo

◎ **マスネ**(1842-1912)

113	タイスの瞑想曲	

◎ **グリーグ**(1843-1907)

114	ペール・ギュント第1組曲Op46　第1曲「朝」	

◎ **リムスキー=コルサコフ**(1844-1908)

115	交響組曲「シェヘラザード」Op35　第3楽章	

◎ **フォーレ**(1845-1924)

116	管弦楽のためのパヴァーヌOp50	

◎ **エルガー**(1857-1934)

117	弦楽セレナーデ ホ短調Op20	

◎ **マーラー**(1860-1911)

118	交響曲第2番 ハ短調「復活」　第4楽章「原光」	
119	交響曲第4番 ト長調　第3楽章	
120	交響曲第5番 嬰ハ短調　第4楽章	
121	交響曲第6番 イ短調「悲劇的」　第3楽章	

◎ **ドビュッシー**(1862-1918)

122	ベルガマスク組曲より「月の光」	
123	前奏曲集第1集より「亜麻色の髪の乙女」	
124	牧神の午後への前奏曲	

◎ **サティ**(1866-1925)

125	6つのグノシエンヌ	

◎ **ラフマニノフ**(1873-1943)

126	ピアノ協奏曲第2番 ハ短調Op18　2楽章	
127	交響曲第2番 ホ短調Op27　第3楽章	

	楽曲名	Memo
128	パガニーニの主題による狂詩曲Op43 第18変奏 (落馬事故に遭う前のクリストファー・リーヴ主演の名作映画『ある日どこかで』で使われた)	

◎ **レスピーギ**(1879-1936)

129	リュートのための古風な舞曲とアリア　第3組曲	

◎ **芥川也寸志**(1925-1989)

130	弦楽のための三楽章「トリプティク」	

参考論文

（注１） Koelsch S., et al. Amygdala activity can be modulated by unexpected chord functions during music listening. NeuroReport 19:1815-1819, 2008

（注２） Khalfa S., et al. Effects of relaxing music on salivary cortisol level after psy-chological stress. Ann. NY. Acad. Sci. 999:374-376, 2003

（注 3）Nuñez M.J., et al. Music, immunity and cancer. Life Science 71:1047-1057, 2002

（注４） Ooishi Y., et al. Increase in salivary oxytocin and decrease in salivary cortisol after listening to relaxing slow-tempo and exciting fast-tempo music. PlOS ONE 12(12):e0189075, 2017

（注 ５） Nantais K.M., et al. The Mozart effect: An artifact of preference. Psychological Science 10: 370-373, 1999

（注６） Aging Clin Exp Res 19:1-6, 2007

（注７） Iwanaga M., et al. Subjective and physiological responses to music stimuli controlled over activity and preference. J Music Ther 36:26-38, 1999

参考図書

ドン・キャンベル著、佐伯雄一訳、日野原重明監修『モーツァルトで癒す』日本文芸社

和合治久『モーツァルトを聴けば免疫力が高まる！』ＫＫベストセラーズ

小林修三『ベートーヴェン・ブラームス・モーツァルト その音楽と病』医薬ジャーナル社

森岡 周『脳を学ぶ 改訂第２版「ひと」とその社会がわかる生物学』協同医書出版社

Pauwels E.K.J., et al. Mozart, Music and Medicine. Med. Princ. Pract. 23(5):403-412, 2014

W. B. デイビス／ K. E. グフェラー／ M. H. タウト編、栗林文雄訳『音楽療法入門Ⅰ～Ⅲ』一麦出版社

夏目漱石『草枕』新潮文庫

アルフレッド・トマティス著、窪川英水訳『モーツァルトを科学する』日本実業出版社

H. C. ロビンズ・ランドン著、石井 宏訳『モーツァルト 音楽における天才の役割』中公新書

デカルト『増補版 デカルト著作集（４）』白水社

西田幾多郎『善の研究』岩波文庫

西田幾多郎著、上田閑照編『西田幾多郎 哲学全集 Ⅱ』岩波文庫

浦久俊彦『138億年の音楽史』講談社現代新書

〈著者略歴〉

小林修三（こばやし　しゅうぞう）

内科医。湘南鎌倉総合病院院長代行。腎臓病総合医療センター長。医学博士。

1955年、大阪市生まれ。74年、大阪府立天王寺高等学校卒業。80年、浜松医科大学卒業（第1期生）。同大学第一内科入局。81年、浜松赤十字病院勤務。87年、文部教官第一内科助手。88年、テキサス大学サンアントニオ校病理学客員講師。90年、浜松医科大学第一内科助手に復職。92年、ＮＴＴ伊豆逓信病院内科部長。98年、防衛医科大学校第二内科講師（指定）。99年、湘南鎌倉総合病院副院長。2017年より現職。昭和音楽大学客員教授、横浜市立大学医学部客員教授も務める。

著書に『間違いだらけの病院選び』（ＰＨＰ新書）、『ベートーヴェン・ブラームス・モーツァルト その音楽と病』（医薬ジャーナル社）、共著に『フットケアで寿命を延ばす』（ＰＨＰエディターズ・グループ）などがある。

医師が実践！
モーツァルトで免疫力を鍛えるコツ
心と体にいいクラシック

2020年11月30日　第1版第1刷発行

著　者　　小林修三
発　行　　株式会社ＰＨＰエディターズ・グループ
〒135-0061　東京都江東区豊洲5-6-52
☎03-6204-2931
http://www.peg.co.jp/
印　刷
製　本　　シナノ印刷株式会社

ISBN978-4-909417-66-4